DE LA

MÉTHODE HYPODERMIQUE

ET DE LA PRATIQUE

DES

INJECTIONS SOUS-CUTANÉES

DE LA

MÉTHODE HYPODERMIQUE

ET DE LA

PRATIQUE

DES

INJECTIONS SOUS-CUTANÉES

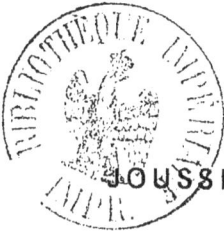

PAR LE DOCTEUR

JOUSSET (DE BELLESME)

Avec figures et table bibliographique.

PARIS

P. ASSELIN, SUCCESSEUR DE BÉCHET Jne ET LABBÉ,

LIBRAIRE DE LA FACULTÉ DE MÉDECINE,

Place de l'École-de-Médecine.

1865

DE LA

MÉTHODE HYPODERMIQUE

ET DE LA PRATIQUE

DES INJECTIONS SOUS-CUTANÉES.

La méthode hypodermique (ὑπό, sous, δέρμος, peau) est une méthode thérapeutique qui consiste à confier à l'absorption du tissu cellulaire sous-cutané, au moyen d'un procédé nommé *injection sous-cutanée*, les médicaments que l'on veut introduire dans l'économie.

Cette méthode, employée d'abord à titre de médication locale, n'a pas tardé à prendre en médecine une place plus importante; actuellement on s'en sert, en effet, pour administrer un certain nombre de médicaments auxquels on demande une action généralisée. Elle est en outre d'une incontestable utilité dans les cas où l'administration des médicaments, par la bouche, est devenue impossible, comme dans le tétanos, l'hydrophobie, et dans ceux où l'on ne peut plus compter sur l'absorption du tube digestif, comme dans le choléra, le typhus.

Je me propose, dans ce travail, de passer en revue les résultats obtenus à l'aide de la méthode hypodermique; et me plaçant à un point de vue plus absolu que mes devanciers, j'essayerai de prouver qu'elle seule doit servir à administrer les substances actives, si l'on veut être sûr de leur action, et calculer leurs effets avec une précision mathématique, de telle sorte qu'en développant la pratique des injections sous-cutanées, la médecine aura fait une conquête des plus précieuses.

1

Comme on le voit, d'après la définition que j'ai donnée en commençant, la méthode hypodermique n'est autre chose qu'un mode d'absorption. Il est donc utile d'examiner rapidement comment cette fonction s'effectue dans l'organisme, et de comparer l'absorption du tissu cellulaire avec celle des autres organes, afin de pouvoir établir avec discernement s'il y a un avantage réel à importer dans une science aussi encombrée que l'est la médecine une méthode nouvelle, et ce qu'on doit en attendre.

Telles sont les questions qui formeront la première partie de ce travail. La deuxième sera consacrée à la description de la méthode hypodermique (instruments et substances médicamenteuses), et la troisième à ses applications à la thérapeutique.

Nous donnons ici la division de l'ouvrage (1) :

(1) Voir pour la table alphabétique la fin de l'ouvrage.

PREMIÈRE PARTIE

I. — De l'absorption.
II. — Examen des divers modes de l'absorption.
III. — Valeur de la méthode hypodermique.

I. — DE L'ABSORPTION.

L'absorption est un acte physiologique général dont le but
est de fixer, sur les éléments anatomiques, toutes les substances
susceptibles d'être introduites dans l'économie.

Le phénomène de l'absorption, ainsi compris, est, comme on le
voit, fort vaste. Il embrasse toutes ces métamorphoses qui ont lieu
dans l'intimité de nos tissus et par lesquelles les éléments consti-
tuants de l'économie se nourrissent et se régénèrent. Il s'étend en
outre aux actes par lesquels l'organisme se débarrasse des matériaux
inutiles, car si les résultats de l'assimilation et de la sécrétion
diffèrent, le mécanisme de ces deux grandes fonctions est exactement le même. L'absorption touche donc à l'essence de la vie,
elle se fait partout et en tout temps ; chez les animaux comme
chez les végétaux, elle préside aux actes mystérieux de décom-
positions et de recompositions, dont la physiologie n'a pu encore
soulever le voile, qui sont l'indice de la vie et la caractéristique
des êtres vivants. Car s'il est vrai de dire avec Lavoisier : Tout ce
qui vit respire, il est aussi vrai d'ajouter : Tout ce qui vit absorbe.

Les liquides et les gaz sont seuls susceptibles d'être absorbés,
les expériences d'Hoffmann et de Mialhe ont démontré jusqu'à
l'évidence que les corps solides non solubles sont complète-
ment soustraits à la puissance de l'absorption. Les liquides sont
évidemment absorbés, puisque nous savons que tous les efforts
de notre appareil digestif tendent à rendre solubles les aliments
que nous y ingérons. Quant aux gaz, la respiration pulmonaire
et cutanée démontre qu'ils sont aptes à pénétrer dans l'économie.

Si l'absorption est une fonction aussi constante et aussi incessante que nous l'avons dit en commençant, il faut que le rôle qui lui est assigné ait une importance capitale. Son but, en effet, est de nourrir le corps ; d'entretenir chacun des éléments identique à lui-même, toujours constant ; de remplacer par des molécules neuves et propres aux fonctions vitales, les molécules usées par le travail physiologique ou les altérations pathologiques ; en un mot, d'immobiliser la disposition moléculaire de l'économie tout en lui permettant un renouvellement constant. L'absorption effectuée, les matériaux fixés et utilisés ; dès qu'ils sont devenus inutiles ou impropres à la vie, les mêmes lois, le même mécanisme s'en empare et en débarrasse l'organisme, rejetant ainsi les liquides par les sécrétions, les gaz par l'exhalation.

Il faut donc, pour que l'absorption ait lieu, que les corps assimilables soient transportés jusqu'aux éléments. Or y a-t-il dans l'économie un milieu plus convenable, plus admirablement disposé pour ce but que le sang qui pénètre au fond de tous nos organes, qui baigne tous les tissus, et qui sans cesse renouvelé, amène perpétuellement au contact des éléments de nouveaux matériaux ? Mais à côté du réseau sanguin se trouve le réseau lymphathique, vaisseaux multipliés à l'extrême, remplis d'un liquide auquel il paraît difficile de refuser une circulation si évidente chez certains animaux. Le système lymphatique eut à une certaine époque tout l'honneur de l'absorption au détriment du sang. On a reconnu aujourd'hui, et les expériences de Magendie n'ont point laissé de doute à cet égard, que l'absorption se fait par l'intermédiaire du sang et que les vaisseaux lymphatiques n'absorbent que fort peu.

Le sang est donc le milieu au moyen duquel s'opère l'absorption, et la condition indispensable pour qu'une substance soit absorbée est qu'elle parvienne à l'élément sur lequel elle doit agir par l'intermédiaire du sang. On a beau mettre cette substance directement en contact avec l'élément auquel elle s'adresse, elle reste sans action toutes les fois qu'elle n'y a point été portée par le sang : chacun sait depuis les remarquables travaux de M. Claude Berdard sur le curare, que cette substance porte son action sur le système nerveux moteur. Or, le curare appliqué directement sur un nerf ne produit aucun effet, ainsi que l'avait remarqué Fontana ; le sang est donc un intermédiaire indispensable pour l'absorption, mais ce n'est qu'un intermédiaire, car la masse sanguine peut contenir une quantité aussi forte que possible du poison le plus actif sans qu'aucun effet se manifeste, tant que ce poison n'aura pas pénétré jusqu'à l'élément sur lequel i l

Pour qu'une substance ait atteint son but, pour qu'un médicament ait manifesté son action, pour qu'un aliment ait nourri et réparé, il a dû subir deux opérations successives qui constituent dans l'absorption deux temps bien distincts :

1° Un premier temps, par lequel la substance passe dans le sang;

2° Un second temps, caractérisé par le passage de la substance, du sang dans les éléments.

Voyons d'abord sur quoi repose l'exactitude de ces faits, et examinons ensuite successivement ces deux temps de l'absorption.

Cette idée de deux temps distincts dans l'absorption ressort bien nettement des expériences que l'éminent professeur du Collége de France, M. Claude Bernard, a faites sur l'action des substances toxiques, et voici une expérience fort remarquable à ce sujet.

Expérience : On introduit dans la veine jugulaire d'un chien la canule d'une seringue à injections sous-cutanées remplie d'une solution assez faible de strychnine, puis on injecte lentement goutte à goutte une partie de cette solution jusqu'à ce que les premiers symptômes de l'empoisonnement apparaissent. A ce moment, le sang de l'animal contient une certaine quantité de strychnine, et il serait rationnel de penser qu'il n'en contient que la quantité suffisante pour amener les premiers phénomènes d'empoisonnement et non pour causer la mort ; que si, par conséquent, on cesse l'injection les accidents disparaîtront. Il n'en est rien, on a beau cesser l'injection, les accidents continuent, et l'animal meurt.

Il ressort clairement de cette expérience, qu'il peut y avoir dans le sang une quantité assez considérable de poison pour être mortelle sans qu'il manifeste ses effets; ce qui démontre bien que le sang n'est qu'un moyen de transport et que l'absorption n'est complète qu'autant que la strychnine a passé du sang dans les éléments nerveux sensitifs, éléments sur lesquels porte son action, ainsi que l'ont démontré les expériences de M. Claude Bernard. La strychnine ne peut donc pas agir tant qu'elle ne fait que circuler dans le sang, il faut que par un second temps elle traverse les vaisseaux et pénètre jusqu'aux éléments.

Examinons maintenant plus au long les deux temps de l'absorption.

1° Le premier temps consiste dans le passage de la substance dans le sang. Ce passage au travers des vaisseaux et la pénétration de ces substances dans le torrent circulatoire s'effectuent par un phénomène physique auquel on a donné le nom d'*osmose ;* phénomène entrevu par les physiciens du dernier siècle, que Dutrochet étudia et sur lequel Graham a fait de belles recherches. •

L'osmose est un phénomène purement physique, caractérisé par le passage des liquides à travers les membranes. Plus la membrane est mince, et plus la pénétration des liquides est facile ; aussi les vaisseaux capillaires sont-il dans d'excellentes conditions sous ce rapport, et c'est par leur entremise que s'exerce toujours l'absorption.

Le premier acte de l'osmose consiste dans l'imbibition des tissus qui séparent le sang de la substance active, et le second dans le passage de cette substance dans les vaisseaux, malgré la résistance occasionnée par la pression du liquide sanguin, résistance que la force osmotique doit vaincre. Le mouvement circulatoire, d'ailleurs, en renouvelant sans cesse le liquide intérieur, est une cause des plus favorables à la rapidité de l'osmose.

2° Dès qu'une substance est entrée dans le sang, il lui faut peu de temps pour se répandre dans tout l'organisme, puisque chez les gros animaux, comme le cheval, etc., la circulation s'effectue en vingt secondes environ, et chez les petits, comme le lapin, en six ou sept secondes seulement. Alors il se produit un second phénomène d'osmose qui prend la substance dans le sang, lui fait traverser les parois des capillaires et pénétrer dans les éléments. Ce second temps de l'absorption est intimement lié à la circulation élémentaire dont il est nécessaire de donner un exemple. Dans le foie; je suppose, on trouve un réseau de vaisseaux capillaires assez gros qui appartiennent à la circulation générale et où le sang circule avec vitesse. Ce réseau forme de larges mailles dans lesquelles sont contenu les éléments histologiques du foie. Or les anses de ce réseau donnent naissance à des capillaires extrêmement ténus qui vont se rendre aux dernières cellules élémentaires. Ces capillaires sont tellement fins que les globules n'y peuvent passer, leurs parois sont d'une minceur extrême, et la circulation s'y fait avec lenteur. C'est cette circulation que l'on nomme *circulation élémentaire*. Ces derniers capillaires vont s'accoler à la fibre nerveuse, à la fibre musculaire, à tous les éléments enfin, et les liquides qu'ils contiennent, traversant par osmose leur paroi, se trouvent directement en contact avec l'élément histologique sur lequel ils agissent par un mécanisme qui nous est encore inconnu, ou du moins qui ne nous est révélé que par des effets généraux dans l'organisme tout entier.

L'absorption est alors complète dès que la substance a pénétré dans l'intérieur des éléments. Arrivée là, que va devenir cette substance? Elle peut agir sur les éléments de plusieurs sortes. Les nourrir, c'est le cas des aliments; les modifier, c'est ainsi qu'agissent les médicaments; les détruire, comme les substances toxiques; ou enfin n'avoir sur eux aucune action. Dans ce dernier cas les substances absorbées sont éliminées immédiatement, tandis que dans les trois autres cas elles sont fixées par l'élément et subissent probablement des transformations qui les dénaturent. Après quoi, devenues au bout de plus ou moins de temps impropres à la vie, ces matériaux inutiles sont repris par le torrent circulatoire, versés dans les veines et éliminés définitivement par la sécrétion.

Telles sont dans l'état actuel de la science les idées des physiologistes sur le but et le mécanisme de l'absorption. Mais, si ce chapitre forme une des pages les plus intéressantes de la physiologie, il est de la plus haute importance pour la thérapeutique, car la condition que le médecin doit chercher tout d'abord dans l'administration d'un médicament, c'est qu'il soit absorbé. Et il lui importe extrêmement de savoir s'il sera absorbé en entier, et combien de temps il mettra à passer en entier, de l'organe auquel il l'aura confié, dans le sang ; il faut en outre qu'il soit certain que dans le cours de l'absorption le médicament ne sera point modifié ; car de toutes ces conditions dé·pend son effet sur l'économie. Suivant qu'elles varient, la même dose peut ne donner aucun résultat, produire un effet convenable ou donnerl a mort.

Il convient donc de savoir quelles sont les conditions qui peuvent faire varier l'absorption, c'est là-dessus que repose la sage administration des médicaments.

Nous avons vu que les substances qu'on veut introduire dans l'économie doivent nécessairement passer dans le sang pour être absorbées. Il est hors de doute, d'après les expériences de Magendie, que ce n'est point par l'intermédiaire de la lymphe et des vaisseaux lymphatiques que les substances absorbées sont versées dans le sang ; elles passent dans les veines par les vaisseaux capillaires. Les artères n'absorbent point. Les veines seules jouissent de cette propriété, et elles en jouissent non pour leur propre compte, puisque n'allant point aux éléments elles ne peuvent agir sur eux, mais pour le compte du sang artériel dans lequel elles déposent les substances actives qu'elles ont recueillies. Le sang artériel seul a la propriété de porter aux éléments les substances absorbées. Cela est si vrai que s'il se trouve sur le trajet circulatoire entre les veines et les artères une porte par laquelle puisse s'échapper la substance absorbée, elle restera sans action. Par exemple : l'acide sulfhydrique est un poison très-actif. Si on l'injecte dans une veine, il n'empoisonne pas. Pourquoi ? C'est qu'il rencontre sur son chemin le poumon et qu'en vertu de sa volatilité il s'échappe par cet organe avant d'être arrivé au sang artériel. On constate très-bien ce fait, en plaçant devant la bouche de l'animal soumis à l'expérience un papier à l'acétate de plomb.

Entre le médicament qu'il s'agit d'absorber et le sang, il se trouve toujours un tissu intermédiaire formé par les parois des vaisseaux et les membranes qui les recouvrent ; tissus que le médicament doit pénétrer par imbibition, à moins que l'on n'injecte directement la substance médicamenteuse dans les vaisseaux, procédé qui, comme nous le verrons, est peu applicable en médecine. Or, la rapidité de l'osmose dépend des qualités de ce tissu intermédiaire,

De sa perméabilité,

De sa disposition anatomique,

De son épaisseur.

La perméabilité du tissu intermédiaire est variable et indépendante de son épaisseur. L'épiderme absorbe en effet très-peu, bien qu'il soit assez mince.

La disposition anatomique influe beaucoup sur la facilité avec laquelle le tissu intermédiaire se laisse pénétrer ; si ce tissu n'est formé que d'une seule couche, la paroi d'un capillaire, par exemple, l'absorption se fait avec vitesse (tissu cellulaire); s'il a plusieurs couches, comme la paroi d'un vaisseau et une membrane muqueuse ou séreuse (estomac, péritoine), ou encore un épiderme, l'absorption est ralentie d'autant.

L'épaisseur du tissu intermédiaire est aussi à prendre en considération : dans le poumon il est très-mince ; un peu plus épais dans le tissu cellulaire, assez épais dans l'estomac, il est très-épais dans la peau, principalement à la paume des mains et à la plante des pieds.

Nous reviendrons plus longuement sur les conditions qui font varier l'absorption en appréciant la valeur de la méthode hypodermique, et en examinant à ce propos les conditions nécessaires pour l'administration des médicaments.

II. — Examen des divers modes d'absorption.

Puisque c'est surtout au point de vue de la thérapeutique que nous devons considérer l'absorption, parcourons successivement les divers organes auxquels la médecine s'est adressée pour administrer les médicaments. Nous suivrons dans cet examen l'ordre de la rapidité d'absorption.

Afin de ne pas surcharger ce travail, nous n'entrerons pas dans les détails qui se trouvent exposés dans des livres spéciaux. J'indiquerai seulement à propos de chaque mode d'absorption sa plus ou moins grande rapidité, la confiance qu'on peut lui accorder, les avantages qu'il présente et ses inconvénients. J'insisterai plus spécialement sur l'absorption du tissu cellulaire sous-cutané, puisque c'est elle qui fait l'objet de ce travail.

Voici l'ordre que nous suivrons :

1° Injection dans les veines.
2° Absorption par le poumon (injection dans la trachée).
3°   —   par les conduits sécréteurs des glandes.
4°   —   par les séreuses.
5°   —   par le tissu cellulaire sous-cutané.
6°   —   par les muqueuses.
7°   —   par le tube digestif.
8°   —   par les réservoirs des glandes.
9°   —   par la peau.

1° *Injection dans les veines.*

Il est évident que nous devons placer en tête de tous les modes d'absorption l'injection directe des médicaments dans les veines, puisque, par ce procédé, on supprime le premier temps de l'absorption, et que la substance introduite dans le torrent circulatoire est portée en peu de secondes par tout l'organisme et fixée par les éléments. Il est clair également qu'il n'y a point de mode d'absorption plus rapide et dont les effets soient plus immédiats; et ils sont immédiats pour un motif que nous examinerons en détail, en parlant de l'absorption par le tissu cellulaire sous-cutané : c'est que, pour qu'une substance produise sur l'économie son maximum d'action, il est nécessaire qu'il s'en trouve à la fois dans le sang la plus grande quantité possible. Or, dans l'injection dans les veines, toute la quantité de substance se trouve dans le sang au même instant. L'injection dans les veines donne donc au médicament injecté son maximum d'action.

La rapidité avec laquelle une substance toxique ou médicamenteuse agit quand elle est injectée dans les veines est extrême. La strychnine, le curare manifestent leur action au bout de 10 à 20 secondes. Aussi les physiologistes qui ont besoin dans leurs expériences de toute la régularité et l'exactitude possibles, ont-ils beaucoup employé l'injection dans les veines. En agissant ainsi on est certain qu'une quantité connue de médicament sera absorbée sans perte aucune et dans des conditions toujours identiques.

A une époque assez reculée, la thérapeutique s'est emparée de ce moyen. Vers 1664, Ettmuller, dans un ouvrage fort curieux (1), examine l'infusion des liqueurs qui, à cette époque, jouissait d'une grande faveur et s'était élevée à la hauteur d'une véritable méthode. Ce n'est autre chose que l'injection des médicaments dans les veines; opération fort à la mode et par laquelle on injecta tous les médicaments alors connus, et même différents gaz. Mais, ce qu'il y a de très-remarquable, c'est qu'on se proposait ainsi d'éviter les altérations que les médicaments peuvent subir dans l'estomac.

Pourquoi donc l'injection directe des médicaments dans les veines a-t-elle cessé d'être employée? C'est que, quoiqu'en dise Ettmuller, la pratique de l'opération qui consiste à ouvrir une veine et à y introduire l'extrémité d'une seringue contenant le médicament, bien qu'elle paraisse au premier abord simple et facile, est très-délicate et ne peut guère entrer dans la pratique journalière de la médecine.

Ensuite, bien que ses conséquences soient généralement inoffensives, elle peut néanmoins entraîner des phlébites, des érysipèles, des abcès, etc., dont la crainte empêchera toujours l'injection dans les vaisseaux de se généraliser et de devenir une méthode thérapeutique, malgré sa supériorité sur toutes les autres.

Remarquons cependant que l'injection des médicaments dans les veines est assez inoffensive; la médecine vétérinaire l'emploie souvent pour administrer des médicaments aux animaux de forte taille, et elle en obtient de bons résultats.

2° *Absorption par le poumon* (injection dans la trachée).

On sait depuis longtemps, et les expériences de Ségalas n'ont pas laissé de doute à cet égard, que le poumon est une voie d'absorption rapide.

(1) Ettmuller. Nouv. chirurgie, avec dissertation sur l'infusion des liqueurs, 1690 (Lyon).

Ce dont on s'est moins occupé, et ce que nous voudrions démontrer ici, dans quelques bornes étroites que nous soyons forcé de nous resserrer, c'est l'excellence et l'innocuité de l'injection dans la trachée qui, je n'en doute pas, est destinée à prendre tôt ou tard une place importante en thérapeutique.

Le poumon, dont la fonction habituelle est d'absorber les gaz, absorbe les liquides avec la plus grande rapidité; et il est facile de s'en rendre compte si l'on se reporte aux conditions de l'absorption que nous avons indiquées plus haut. En effet, le poumon est extrêmement vasculaire, et l'épaisseur du tissu intermédiaire infiniment petite, puisque d'après Kœlliker, la membrane qui tapisse les vésicules pulmonaires n'a pas moins de $0^{mm}, 007$ d'épaisseur.

La rapidité d'absorption du poumon est telle qu'on peut y injecter une quantité de liquide considérable sans que ses fonctions en soient troublées. 30 ou 40 grammes d'eau, par exemple, injectés dans les poumons d'un lapin, n'occasionnent aucun accident; il en est de même pour 200 grammes, chez un chien de moyenne taille, et de 10 à 15 litres chez un cheval.

Quand un liquide actif est injecté dans le poumon, son action se manifeste avec une grande rapidité, un peu moins rapide·ment cependant que dans les cas où il a été injecté dans les veines; pourtant, dans ce dernier cas, le chemin parcouru est plus long, car les substances injectées dans le poumon sont versées directement dans le cœur gauche, tandis que lorsqu'on fait l'injection dans une veine, elles doivent parcourir toute la petite circulation avant d'arriver au sang artériel. Ce retard tient uniquement à l'étalement que subit le liquide injecté sur une grande surface.

L'injection dans la trachée est un excellent mode d'administration des médicaments; les physiologistes s'en servent fréquemment. Son manuel opératoire est de la plus grande simplicité et d'une innocuité parfaite; il suffit d'enfoncer dans la trachée la canule d'une seringue à injections sous-cutanées, ce qui est toujours très-facile chez l'homme, et d'injecter goutte à goutte la quantité de substance médicamenteuse que l'on veut administrer. Cette petite opération est parfaitement inoffensive, et l'injection n'occasionne jamais de toux, puisqu'elle se fait au-dessous du larynx. On pourrait supposer que le contact des médicaments avec la membrane pulmonaire est capable d'irriter les bronches ou le poumon ; certainement cela aurait lieu si on injectait dans la trachée des substances irritantes, mais pour le plus grand nombre des médicaments ce danger n'est point à redouter, et dans les expériences physiologiques on voit tous les jours injecter dans la trachée des animaux des substances telles que l'atropine, la strychnine, etc., sans qu'il en résulte aucun phénomène d'irritation des bronches ou d'inflammation du poumon.

Il est donc à désirer que ce mode d'absorption prenne sa place en thérapeutique, puisqu'il se rapproche de si près de l'injection dans les veines, laquelle, comme nous l'avons vu, est peu praticable chez l'homme.

En résumé, dans les cas où l'on exigerait d'un médicament une action prompte, et surtout aussi énergique que possible tout en restant dans les limites de la prudence, l'injection dans la trachée remplira parfaitement ce but, et elle a été assez expérimentée sur les animaux pour qu'on puisse être sûr de son innocuité.

3° Absorption par les conduits sécréteurs des glandes.

Immédiatement après l'absorption par le poumon vient l'absorption par les conduits sécréteurs des glandes. Les substances qu'on y injecte passent en très-peu de temps dans le torrent de la circulation. On peut s'en assurer en injectant dans le conduit de la parotide du prussiate de potasse ; au bout de trois à quatre minutes, on constate sa présence dans l'urine.

Nous ne nous arrêtons pas sur ce mode d'absorption, qui n'a qu'un intérêt physiologique et dont la thérapeutique ne peut tirer aucun parti.

4° Absorption par les membranes séreuses.

Il faut placer les membranes séreuses au nombre des organes qui absorbent rapidement. Bien que leur puissance d'absorption soit notablement moins considérable que celle du poumon ; la plèvre, le péritoine, absorbent énergiquement les liquides qui y sont injectés. D'après les expériences de Magendie, il faudrait six minutes environ à une substance toxique injectée dans la plèvre pour manifester son action. C'est environ le temps qu'il faut au tissu cellulaire sous-cutané : aussi, sous ce rapport, les séreuses peuvent-elles être mises sur le même rang.

Nous ferons observer que si les épanchements qui se forment dans ces cavités mettent un temps si long à se résorber, c'est qu'ils se trouvent dans des conditions différentes de l'état normal, et que les dépôts fibro-plastiques qui les enveloppent, ne possédant des vaisseaux qu'au bout d'un certain temps, retiennent ces liquides comme pourrait le faire un véritable épiderme.

5° *Absorption par le tissu cellulaire sous-cutané.*

Depuis longtemps déjà, les expérimentateurs physiologistes avaient remarqué que le tissu cellulaire sous-cutané est doué d'un pouvoir absorbant considérable.

La difficulté de faire avaler aux animaux certaines substances toxiques qu'on voulait expérimenter sur eux, l'incertitude des doses administrées par ce moyen à cause des pertes qui ont nécessairement lieu, et, au-dessus de tout cela, la propriété qu'ont certains animaux, le chien par exemple, de vomir et de se débarrasser ainsi des poisons ingérés, engagèrent les physiologistes à chercher un moyen commode et pratique d'expérimenter sans ces inconvénients graves.

La facilité avec laquelle le tissu cellulaire sous-cutané absorbe les liquides, grâce à la richesse de son réseau capillaire, l'innocuité d'une pareille opération, dont on pouvait négliger de tenir compte dans l'observation des effets produits, ce qui n'avait pas lieu pour des opérations telles que l'ouverture d'un vaisseau ou la ligature de l'œsophage, firent inventer et adopter généralement par les physiologistes, la pratique des injections dans le tissu cellulaire sous-cutané.

Quelle est la rapidité d'absorption du tissu cellulaire sous-cutané, comparée à celle des différents organes? On s'est servi pour résoudre cette question du curare à cause de son action nette et tranchée.

Expérience : 4 lapins dans des conditions identiques reçoivent une même dose de curare :

Le premier en injection dans la veine jugulaire ; il éprouve les effets du poison en 20 secondes environ.

Le 2e en injection dans la trachée, l'effet se manifeste après 50 secondes.

Le 3e en injection dans le tissu cellulaire sous-cutané, et il est pris après 4 minutes.

Le 4e en injection dans l'estomac, il n'éprouve point d'effet.

L'absorption par le tissu cellulaire sous-cutané est donc rapide. Les effets se manifestent au bout de dix à quinze minutes pour les doses faibles, et de quatre à six minutes pour les fortes doses.

Elle est constante et se fait toujours avec une régularité digne de remarque, ainsi que le démontrera l'expérience suivante :

Expérience : Un lapin de 2 k. 200 gr. reçoit tous les jours dans des conditions identiques, 0,003m de curare. Chaque jour les premiers symptômes surviennent 20 minutes après l'injection, les phénomènes toxiques durent environ 45 minutes, et 1 heure 30 minutes après l'injection l'animal est complétement rétabli.

Dans les expériences faites au Collége de France par M. Claude Bernard, nous avons toujours remarqué qu'en se plaçant dans des conditions identiques on obtient la plus grande régularité et la plus grande constance dans les résultats de l'injection sous-cutanée, au point que par ce mode d'absorption on peut être sûr d'avance d'obtenir chez un animal un effet déterminé, ce qui est impossible quand on se sert de l'absorption intestinale. Au bout de peu d'instants la quantité complète du médicament est absorbée, ce qui est indiqué par l'effet produit et ce dont on peut s'assurer en tâtant le petit relief que la présence du liquide forme momentanément sous la peau.

On possède donc dans le tissu cellulaire sous-cutané un mode d'absorption qui fait entrer invariablement dans le sang, dans un temps donné, la même quantité de substance médicamenteuse ; qui n'est point sujet à ces fluctuations inexplicables qu'on observe dans le tube digestif, et qui confie au sang le médicament tel qu'on l'a administré.

6° *Absorption par le tube digestif.*

La médecine a choisi tout d'abord le tube digestif pour être la voie d'absorption des médicaments. Quoi de plus simple en effet, de plus conforme à la nature et à l'observation que de confier les médicaments, éléments modificateurs de l'économie, à l'organe qui se charge de porter chaque jour au fond de nos tissus les éléments de réparation dont ils ont besoin.

Les différentes parties du tube digestif sont loin d'avoir le même pouvoir absorbant.

La bouche n'est comme l'œsophage qu'un lieu de passage ; elle absorbe néanmoins assez bien comme toutes les muqueuses.

L'estomac au contraire absorbe extrêmement peu. Il est facile de le démontrer au moyen de l'expérience suivante :

Expérience : On pratique chez un animal la ligature du pylore et on injecte une solution de strychnine dans l'estomac. Quelle que soit la quantité qu'on injecte, on ne voit jamais se manifester de phénomènes toxiques. Si l'on vient à relâcher la ligature du pylore, les accidents de l'empoisonnement se manifestent aussitôt.

Cependant en injectant dans l'estomac ainsi préparé du prussiate de potasse, on a pu constater au bout d'un temps très-long sa présence dans l'urine. Il s'opère donc une absorption dans l'estomac, mais si faible, si lente , qu'on peut classer cet organe parmi ceux qui absorbent le moins dans l'économie.

L'intestin grêle est à proprement parler la partie absorbante du tube digestif ; et cela se comprend si on réfléchit que c'est lui qui absorbe les matières alimentaires, et si l'on considère les innombrables villosités qui couvrent sa surface, dans laquelle le réseau capillaire n'est recouvert que d'une mince membrane.

Le gros intestin tient le milieu pour l'absorption entre l'intestin grêle et l'estomac, il se rapproche plus du premier ; aussi les lavements médicamenteux jouissent-ils d'une certaine efficacité. Nous venons d'examiner le pouvoir absorbant de chacune des parties du tube digestif, voyons maintenant comment l'absorption s'y effectue.

Distinguons d'abord dans l'absorption par le tube digestif : l'absorption des aliments et l'absorption des médicaments.

L'absorption des aliments nécessite un acte préalable qui est la digestion, c'est-à-dire la transformation des matériaux solides en un liquide assimilable et propre à être versé dans le torrent de la circulation. Mais il est des aliments qui propres par leur nature à être absorbés immédiatement ne subissent pas de transformation. Si ces aliments sont introduits dans le tube digestif à jeun, ils ne séjournent point dans l'estomac; ils passent directement dans l'intestin grêle, où leur absorption se fait plus ou moins rapidement par le réseau capillaire des villosités. C'est de cette manière que sont absorbés les liquides, comme l'eau, l'alcool, etc. Si au contraire ces substances trouvent l'estomac garni d'aliments, elles se mélangent à la masse alimentaire et ne passent dans l'intestin que peu à peu et lorsque la digestion totale est déjà avancée; d'où il résulte que la longueur du temps d'absorption dans les deux cas est fort différente.

Les substances médicamenteuses sont presque toutes dans les conditions des substances dont nous venons de parler. Elles sont aptes à être absorbées immédiatement. Que faut-il pour qu'elles le soient de façon à produire toute leur action ? Il faut d'abord qu'elles trouvent l'estomac vide afin de passer promptement et en entier dans l'intestin. De là la pratique d'administrer les médicaments à jeun. Mais peut-on être sûr que, même après huit ou dix heures d'abstinence, l'estomac soit totalement vide ? Cela est impossible; il y a des animaux qui n'ont jamais l'estomac complétement vide quelque prolongé qu'ait été leur jeûne, lors même qu'ils meurent d'inanition. Les lapins sont dans ce cas.

Si l'estomac contient encore quelque chose, il se fait un mélange qui ne passe dans l'intestin que par parties; l'absorption est donc retardée; elle se fait lentement, par quantités fractionnées; l'effet produit s'en ressent, peut être amoindri et même annulé. Ces faits sont communs, et il n'est pas de médecin qui n'ait eu occasion d'observer souvent qu'un médicament donné dans des conditions en apparence favorables soit resté sans effet.

Mais les médicaments introduits dans le tube digestif doivent y rencontrer encore une autre condition défavorable : c'est la

2

présence des sucs dont le tube digestif est rempli. Or il est très-certain qu'un grand nombre de médicaments sont modifiés par les sucs digestifs ; à ce point que dans l'administration de certaines substances insolubles, on compte sur l'action de ces sucs : mais quelles modifications subissent-ils ? Ces modifications sont-elles de nature à modifier leur composition ? Bien que cela soit probable, on ne sait encore rien de très-positif à cet égard. Rien n'est plus obscur que les métamorphoses qui s'opèrent dans le tube digestif ; et malgré cela, c'est à lui qu'on confie tous les jours les médicaments même les plus actifs, ceux dont l'action demande à être calculée avec le plus d'exactitude. Aussi que d'ir-régularités dans l'action des médicaments, et par suite que de craintes légitimes de la part des médecins même les plus expéri-mentés quand il s'agit de manier des substances actives. Et cela est rationnel, puisqu'on voit des malades qui ne sont pas trop incommodés de 0,01^c de strychnine, tandis que 0,002^{mm} occasion-nent chez quelques-uns des accidents sérieux.

En résumé, l'absorption des médicaments par le tube digestif est peu active, irrégulière et d'une infidélité trop souvent éprouvée. Il est évident qu'il n'est point question ici de ces médicaments que l'on administre par verrées, de ces purgatifs, tels que l'huile de ricin, l'eau de Sedlitz, etc., etc., qui trouvent toujours leur place dans l'estomac et qui agissent tant bien que mal. Je ne veux pas proscrire absolument non plus l'administration des médicaments par l'estomac qui est dans beaucoup de cas com-mode et suffisante. Je ne veux parler que des substances douées d'une grande activité, comme les alcaloïdes, et je pose en prin-cipe que l'administration de ces substances par l'estomac est ra-dicalement défectueuse et qu'on doit y substituer un mode d'ad-ministration plus précis.

J'ai passé également sous silence ces idiosyncrasies bizarres qui font que telle substance est refusée par certains estomacs, et en-fin ces cas si curieux où le tube digestif semble avoir perdu com-plétement sa faculté absorbante, comme dans certaines maladies graves, telles que le choléra, le typhus, etc. Ce sont là autant de faits qui parlent hautement contre l'absorption par le tube di-gestif.

Revenons un peu sur l'influence qu'exerce sur l'absorption

du tube digestif l'état de plénitude ou de vacuité de l'estomac.

Le tube digestif absorbe moins pendant la digestion, ce qui paraît assez singulier au premier abord puisque pendant ce temps les vaisseaux des organes digestifs sont turgescents. Mais il s'effectue alors une sorte de mouvement de transport des vaisseaux aux organes digestifs dans le but de fournir abondamment tous les sucs nécessaires à la digestion. Or ce mouvement contrarie le phénomène d'osmose en sens inverse, nécessaire pour l'absorption.

Ce fait a été démontré directement au moyen de l'expérience suivante, par M. Cl. Bernard.

Expérience : La glande salivaire d'un chien mise à nu, on galvanise le filet du grand sympathique qui s'y rend; immédiatement cette glande devient turgescente et sécrète abondamment. Si alors on y injecte de la strychnine, elle n'agit qu'avec une très-grande difficulté, tandis qu'à l'état normal la strychnine injectée dans la glande tue rapidement.

En temps de digestion, l'absorption par le tube digestif se ralentit tellement qu'un certain nombre de substances très-toxiques, avalées pendant cet état, ne manifestent point leurs effets ; voilà pourquoi le curare peut être avalé presque impunément pendant la digestion, tandis qu'à jeun il occasionne des accidents quand la dose est assez forte. Il y a, outre cela, pendant la période de digestion, un autre phénomène qui diminue l'activité des substances ingérées, c'est d'être délayées dans une grande quantité de liquide. Or la même dose médicamenteuse, dissoute dans une petite quantité de liquide, est plus active que quand sa solution est très-étendue, et cela, parce qu'il lui faut moins de temps pour passer dans le sang. C'est ainsi que la quantité d'alcool nécessaire pour enivrer une personne reste sans effet quand elle est prise très-étendue d'eau.

Enfin un dernier motif pour que la même dose de substance agisse plus énergiquement à jeun que pendant la digestion, est que l'activité d'une substance est proportionnelle à la quantité qu'en contient le sang dans un temps donné. Or la masse du sang contenue dans le corps diminue à jeun dans une proportion très-notable. Il faut donc, dans ce moment, une moindre quantité de médicament pour produire le même effet.

7° *Absorption par les muqueuses.*

Je désigne sous ce nom les membranes muqueuses conjonctive et pituitaire dont on se sert quelquefois pour faire absorber les médicaments. Mais on n'a recours à ce moyen que pour agir localement et alors c'est un excellent mode de médication. On ne saurait s'en servir pour obtenir un effet général.

8° *Absorption par les réservoirs des glandes.*

L'absorption par les réservoirs des glandes, et c'est de la vessie que nous voulons parler, est extrêmement faible. On peut en effet introduire dans la vessie des poisons très-actifs sans produire d'effets toxiques. On comprend qu'il en soit ainsi puisqu'au fur et à mesure qu'un poison est éliminé, il s'accumule dans ce réservoir. Si l'absorption était capable de l'y reprendre et de le reporter dans le sang, jamais il n'y aurait d'élimination et les moindres doses deviendraient toxiques.

9° *Absorption par la peau.*

Je dirai ici peu de chose de l'absorption par la peau ; car c'est un terrain sur lequel bon nombre d'antagonistes se sont mesurés. On voit par la place que nous lui avons réservée dans cette série que c'est à peu près de tous les organes de l'économie celui qui absorbe le moins. Mais enfin la peau absorbe, cela est incontestable, bien qu'elle absorbe fort peu.

Il n'en est plus de même quand elle est dépouillée de son épiderme, elle absorbe alors très-bien, et c'est sur ce fait que repose le mode de médication proposé en 1823, par M. Lembert et Lesieur, qu'on connaît sous le nom de *méthode endermique*, et qui jouit d'une certaine faveur.

Il y a un grave reproche à faire à cette méthode, c'est qu'il est impossible de doser exactement les médicaments et que les dépôts fibro-plastiques qui se forment rapidement sur les surfaces ainsi dénudées sont autant d'obstacles qui ralentissent l'absorption.

La seule absorption qui paraisse se faire avec quelque activité par la peau est celle des gaz. Chacun sait qu'un animal dont le corps est plongé dans un bain d'hydrogène sulfuré est rapidement empoisonné.

III. — VALEUR DE LA MÉTHODE HYPODERMIQUE.

Après avoir examiné l'absorption en général et la facilité plus ou moins grande avec laquelle chacun des principaux organes absorbe, il est nécessaire, pour apprécier la valeur complète de chacun de ces organes et le degré de confiance qu'on doit leur accorder dans l'administration des médicaments, de rechercher comment se manifeste l'action des substances absorbées, et quelles sont les lois qui régissent l'action de ces substances sur l'économie.

Nous examinerons ensuite quelles sont les conditions indispensables à l'administration d'un médicament; en nous appuyant sur ces principes, nous pourrons apprécier la valeur relative des divers modes d'administration des médicaments.

L'action des substances absorbées se trouve en rapport direct avec la quantité de cette substance qui se trouve dans le sang dans un temps donné.

Or, pour que cette condition se trouve remplie, il faut deux choses : 1° que l'absorption se fasse rapidement; 2° que cette substance ne rencontre point sur son parcours de porte de sortie.

Quant à la première condition, il est évident qu'il faut choisir pour la remplir un organe qui absorbe rapidement; et que celui qui absorbe le plus rapidement sera le meilleur. Cela n'est pas suffisant, il faut encore que la substance, pendant qu'elle est dans le sang, ne rencontre point de porte de sortie par laquelle elle puisse s'échapper. Or, ces portes de sortie, nous en avons déjà parlé à propos du poumon, ce sont les organes sécréteurs. Il est clair que si la substance active, au fur et à mesure qu'elle pénètre dans le sang, est éliminée, s'échappe par les sécrétions et ne fait que traverser le sang sans s'y accumuler, il n'en peut résulter aucun effet, quelle que soit la dose.

Donc plus l'élimination d'une substance est active plus l'absorption doit être rapide si l'on veut obtenir des effets (1).

_____

(1) Telle est sans aucun doute la cause pour laquelle le curare n'agit presque pas par le tube digestif.

Quelles sont les conditions que le médecin recherche dans l'administration d'un médicament?

1° Qu'il soit absorbé;

2° Qu'il le soit tout entier;

3° Qu'il n'éprouve pendant son absorption aucune modification;

4° Qu'il soit absorbé rapidement, dans un temps donné connu d'avance, afin d'avoir une base certaine pour le calcul de la dose.

Que le médicament soit absorbé. Il est clair que c'est la première et la plus indispensable condition.

Qu'il soit absorbé tout entier. Cette condition est aussi indispensable que la précédente, car la dose d'un médicament ordonné étant calculée d'après son action probable, et plutôt en deçà qu'au delà, comment cette action serait-elle efficace si une partie du médicament n'est pas absorbée.

Qu'étant absorbé il n'éprouve aucune modification. Ce point est également très-important, car si le médicament éprouve pendant son absorption une modification, il peut arriver deux choses : il deviendra un corps inerte, ou un corps toxique et dangereux (1); dans l'un et l'autre cas, on n'aura point donné le médicament qu'on se proposait.

Qu'il soit absorbé rapidement dans un temps donné et connu d'avance. Nous avons vu plus haut que l'action d'une substance est en rapport direct avec la quantité qui s'en trouve dans le sang dans un temps donné. Il est donc très-important pour le médecin de savoir combien le médicament mettra de temps à être absorbé. En effet, une même dose de médicament peut, suivant la rapidité de son absorption, n'avoir pas d'action, produire un effet médicamenteux ou devenir toxique.

La meilleure manière d'administrer un médicament serait donc de le faire passer dans le sang dans le moins de temps possible. De cette façon il serait facile de calculer la dose nécessaire pour obtenir le maximum d'effets, tout en agissant toujours invariablement et sans avoir la crainte d'occasionner des accidents. Un exemple fera saisir mieux ceci.

A trois lapins, dans des condions identiques, on administre

(1) Certains médicaments peuvent subir dans l'estomac des transformations qui en font des substances toxiques, le calomel par exemple.

la même dose de strychnine, soit 0,001^m. Au premier, on donne cette dose dans l'estomac pendant la digestion.

Au deuxième, dans le tissu cellulaire sous-cutané.

Au troisième, dans la trachée.

Le premier lapin mettra deux heures, je suppose, à absorber cette quantité de strychnine, et comme l'élimination s'en fait au fur et à mesure, il ne s'en accumulera jamais dans le sang assez pour produire un effet sensible.

Quant au deuxième, la quantité de strychnine injectée sera passée en totalité dans le sang au bout de cinq ou six minutes; l'élimination ne marchant pas plus vite que dans le premier cas, la masse sanguine à ce moment contiendra donc 0,001 de strychnine, moins la quantité éliminée qui est peu de chose. Dès que la strychnine se sera accumulée dans le sang en quantité suffisante pour agir, l'animal en éprouvera tous les effets, d'abord légers, puis plus intenses, à mesure que l'absorption continuera, et à leur maximum quand toute la substance sera passée dans le sang, ensuite moins intenses et décroissants, parce que l'élimination marche toujours. Nous avons obtenu dans ce cas un effet médicamenteux.

Le troisième lapin reçoit dans la trachée la même dose de poison. Au bout de cinquante secondes environ, toute la strychnine est absorbée. La graduation des effets manque ici à cause du court espace de temps; l'animal ayant, au bout de cinquante secondes, dans le sang 0,001 de strychnine, et l'élimination n'ayant pas eu le temps de se faire, meurt presque sur-le-champ. S'il ne meurt pas, on remarque que le maximum d'action de la strychnine a lieu de suite et que les effets vont en diminuant d'intensité à mesure que l'élimination du poison se fait.

Ce troisième cas peut nous fournir encore un enseignement. L'effet de cette dose médicamenteuse injectée dans la trachée sera donc le plus fort possible. Dans le tissu cellulaire sous-cutané, cet effet se rapprochera de celui de la trachée. Supposons que par des tâtonnements successifs on soit arrivé à savoir que la plus petite dose nécessaire pour empoisonner un lapin par la strychnine soit de 0,002^{mm}, comme le passage dans le sang ne peut pas être plus rapide que par la trachée, on pourra sans crainte lui donner par cette voie 0,001^m, et on sera sûr qu'à cette dose l'effet médicamenteux sera le plus actif possible, tout en ne devenant jamais toxique.

Voyons maintenant comment les différentes voies d'absorption employées en médecine réunissent toutes les conditions que nous venons d'énumérer.

1° L'injection directe dans les veines est certainement le mode d'absorption qui réunirait à la fois tous les avantages. En effet, en injectant un médicament dans les veines, le médecin est sûr qu'il est absorbé en entier ; qu'il n'éprouve aucune modification, puisqu'il est introduit de suite dans le milieu sanguin ; et qu'enfin il est absorbé le plus rapidement possible, puisqu'en quelques secondes il est répandu dans toute la masse du sang.

Mais, si ce moyen est parfait, il est impraticable dans l'exercice journalier de la médecine, à cause de sa difficulté, de l'opération qu'il nécessite et des conséquences que cette opération peut entraîner.

2° Quant à l'injection dans la trachée, je ne sache pas qu'elle ait été pratiquée encore chez l'homme ; cependant il est certain qu'elle offre tous les avantages de l'injection dans les veines, et elle a été si souvent pratiquée chez les animaux qu'on peut affirmer qu'elle est tout à fait inoffensive quand on se borne à employer des substances chimiques pures et sans action irritante locale. Quant à la facilité avec laquelle on l'exécute et à l'innocuité de cette opération, on peut s'en rendre compte. Il suffit de saisir entre les doigts la trachée et d'y faire pénétrer l'aiguille déliée d'une seringue à injections sous-cutanées, puis d'injecter goutte à goutte le médicament. La piqûre est aussi inoffensive que celles de l'acupuncture. Je ne doute pas que plus tard ce mode d'administration des médicaments actifs ne devienne général lorsque des esprits hardis et dont l'autorité sera suffisante pour patronner cette nouvelle méthode lui auront donné droit de cité en thérapeutique.

Pour le moment, nous ne pouvons qu'encourager les médecins à la tenter et à s'assurer par eux-mêmes des avantages qu'elle présente.

3° L'absorption par le tube digestif est vieille comme la médecine, et assise par conséquent sur une des bases les plus solides où puissent s'asseoir les choses de ce monde, l'habitude. Cependant l'ardeur des esprits à chercher d'autres voies pour l'absorption des médicaments montre qu'elle a fait éprouver plus d'un mécompte et satisfait peu d'esprits. Il n'est point question ici, je le répète, des médicaments que l'on peut administrer avec une approximation de 30 grammes ; je parle seulement des médicaments actifs et énergiques dont l'action seconde si bien les efforts du médecin quand ils sont convenablement employés, mais qui demandent à être dosés avec la plus grande précision ; ce sont là les véritables médicaments.

Je ne voudrais pas intenter un procès à une méthode aussi employée ; cependant je ne puis m'empêcher de reconnaître que l'absorption par le tube digestif remplit fort mal toutes les conditions que nous avons reconnues nécessaires à l'administration des médicaments.

Est-on jamais sûr, quand on administre un médicament par la bouche, qu'il soit absorbé ; sans parler des cas où le malade ne remplit point la prescription ?

Le sera-t-il complétement ? C'est ce qu'il est impossible de savoir ; une partie du médicament peut être évacuée avec les matières fécales ou rejetée par les vomissements, ce qui arrive fréquemment.

Quant à la troisième condition, on n'est jamais sûr qu'elle soit remplie, et l'on sait au contraire d'une façon certaine que dans beaucoup de cas elle ne l'est point. Que doit-il arriver nécessairement aux médicaments qui, introduits dans le tube digestif, y sont délayés et agités avec des sucs acides, des ferments, des sels, etc. ? Ils doivent subir l'influence modificative de ces agents, être altérés dans leur composition chimique, sinon en totalité, du moins en partie, et perdre leurs propriétés. On connaît très-bien quelques-unes de ces transformations des médicaments par les sucs du tube digestif ; on sait par exemple que le calomel n'agit qu'à la condition d'être transformé en bichlorure de mercure ; que l'acide arsénieux, qui est insoluble, n'agit qu'à la condition d'être transformé aux dépens des alcalis de la bile en un sel soluble de potasse ou de soude ; de même pour le fer, etc.

Quant à la vitesse de l'absorption, on peut voir combien elle est incertaine dans le tube digestif, puisqu'elle varie extrêmement, suivant l'état de plénitude ou de vacuité de l'estomac, et qu'il est impossible d'apprécier exactement cette condition. En tout cas, elle est ordinairement assez lente, ce qui nécessite des doses médicamenteuses plus considérables, de sorte que si, par des conditions particulières, l'absorption devient plus active, il peut arriver que la dose administrée, qui n'était destinée qu'à produire un effet médicamenteux, occasionne des accidents d'intoxication.

C'est à toutes ces conditions, plus encore qu'à l'inefficacité des remèdes, qu'on doit attribuer les variations si étonnantes qu'on observe dans l'administration des médicaments et qu'on mettait autrefois sur le compte d'idiosyncrasies particulières et de la force vitale, hypothèses commodes qui dispensent de rechercher les causes. Aujourd'hui la physiologie a porté la lumière sur tous ces points, et parmi les ténèbres qu'elle n'a point encore éclairées elle a laissé entrevoir quelques lueurs destinées à guider les esprits vers l'explication complète des phénomènes vitaux.

Il nous reste à examiner comment la méthode hypodermique remplit les conditions requises par le médecin dans l'administration des médicaments.

Le médicament est absorbé : le médecin a de cette absorption toute la certitude possible, puisque au lieu de confier le remède au malade, qui, s'il est indocile, peut ne pas le prendre, ou n'en prendre qu'une partie, ou l'avaler à plusieurs reprises quand il doit être pris une seule fois, et *vice versa*, il l'introduit lui-même dans le tissu cellulaire sous-cutané.

On peut d'ailleurs se trouver en présence de cas où l'administration d'un remède est pressante, et où il est extrêmement difficile, impossible même quelquefois, de l'administrer par les voies digestives. Dans les cas de tétanos par exemple ou d'hydrophobie, où la déglutition est devenue impossible, et dans ceux où le malade a perdu tout sentiment de lui-même, dans l'éclampsie, etc.

Non-seulement on a la certitude que le médicament est absorbé, mais il l'est avec l'intégrité la plus parfaite, sans perte aucune de la substance médicamenteuse, ce qui n'a presque jamais lieu par le tube digestif, où il s'opère un délayement considérable. En outre, par la méthode hypodermique, on donne le médicament dissous dans une quantité d'eau connue, ce qui est important, car la vitesse du passage dans le sang est en rapport avec la quantité de liquide qui doit y passer, de sorte qu'un médicament dissous dans 2 grammes d'eau mettra à s'absorber deux fois le même temps que s'il était dissous dans un gramme. Par l'estomac, on ignore toujours le degré de concentration du médicament, car il peut se faire que cet organe ne contienne, au moment de l'ingestion, que quelques grammes de liquide, ou bien une assez grande quantité.

Mais c'est surtout relativement à la troisième condition d'absorption des médicaments que la méthode hypodermique l'emporte sur les voies digestives. En effet, si la plupart du temps les médicaments sont modifiés par les sucs contenus dans le tube digestif; dans l'injection sous-cutanée, la substance active est versée dans le sang en nature, avec autant de pureté que si on l'introduisait directement dans les veines.

Enfin, le médicament doit être absorbé rapidement et dans un temps donné. Or, nous avons vu que le tissu cellulaire souscutané absorbe avec une régularité parfaite et toujours constante; qu'il absorbe en outre rapidement et presque aussi rapidement que le poumon. Il est donc facile, par son intermédiaire de calculer les doses médicamenteuses avec une exactitude qu'on ne peut attendre du tube digestif, et une fois cette dose calculée, si l'on prend soin de se placer dans des conditions identiques, il est impossible d'éprouver dans l'administration d'un médicament de ces irrégularités qui vont quelquefois jusqu'à inquiéter vivement le médecin.

Tels sont les avantages que présente l'absorption par le tissu cellulaire sous-cutané, sur l'absorption par le tube digestif. Aussi les physiologistes, qui ont besoin dans leurs expériences de la plus grande précision, s'en servent presque exclusivement.

Achevons d'examiner les avantages qui distinguent la méthode hypodermique, et aussi ses inconvénients.

La méthode hypodermique consistant à déposer les médicaments dans le tissu cellulaire sous-cutané, nécessite une opération préalable. Cette opération, c'est l'injection sous-cutanée qui se pratique au moyen d'une seringue, dont la canule fine et tranchante est introduite sous la peau. On doit se demander tout d'abord jusqu'à quel point cette opération est inoffensive. Et elle pourrait offrir des dangers de deux façons : ou par la nature des substances injectées, ou par la petite piqûre qu'elle nécessite.

Il est certain que, quant à la nature des substances à injecter, il y a une restriction à faire.

Comme toute la solution médicamenteuse doit être absorbée, on ne peut employer que des substances parfaitement dissoutes et chimiquement pures, qui ne puissent laisser sous la peau de corps étrangers. On doit en outre bannir de la méthode hypodermique les substances qui ont une action irritante locale, comme sont presque tous les sels métalliques, les sels d'argent, de cuivre, de mercure, etc. Ces médicaments d'ailleurs trouvent très-bien leur emploi par le tube digestif. Et de plus, le véhicule doit être tel qu'il ne soit point de nature à enflammer les tissus comme les acides, le chloroforme, l'huile de croton.

Pour ce qui est de l'opération en elle-même est-elle dangereuse ? Depuis longtemps on a reconnu, et tous les auteurs sont d'accord sur ce point, que l'introduction d'aiguilles dans les tissus n'amène point d'accidents. Il est certain qu'on peut introduire jusque dans les organes essentiels à la vie, le cœur, par exemple, des aiguilles, sans qu'il en résulte aucun trouble fonctionnel. Or, l'opération que nécessite la méthode hypodermique n'est pas autre chose qu'une piqûre très-comparable à celles de l'acupuncture. Il est donc permis a priori d'admettre que cette opération est tout à fait inoffensive. Mais, ce qui vaut mieux que des conjectures, ce sont les faits qui démontrent de la façon la plus évidente l'innocuité des injections sous-cutanées. Depuis un certain nombre d'années que la pratique de ces injections s'est répandue en médecine, et qu'il s'est fait seulement dans les hôpitaux de Paris un nombre presque incalculable d'opérations de ce genre, à peine a-t-on pu citer 2 ou 3 cas suivis d'accidents sérieux qu'on ait pu rapporter à la piqûre ; une fois un phlegmon assez étendu, et deux ou trois fois un érysipèle survenu quelques jours après l'opération.

Dans un très-grand nombre d'injections sous-cutanées que j'ai vu pratiquer dans le service de M. Moutard-Martin, les seuls phénomènes pathologiques que j'aie observés, et encore très-rarement, sont : une douleur assez vive au point piqué, douleur qui est de courte durée; quelquefois de légères ecchymoses disparaissant au bout de plusieurs jours, ou encore un peu d'érythème fort léger autour du point piqué. La plupart du temps, quelques heures après l'injection, il ne reste plus trace de la piqûre. Reste donc la douleur occasionnée par l'opération. Chacun sait ce qu'est une piqûre d'épingle, et la douleur occasionnée par l'introduction de la canule n'a rien de spécial. Combien de gens ne préféreraient-ils pas cette légère douleur aux ennuis d'un vésicatoire ou à la répugnance d'une médecine. La piqûre de la canule est généralement peu douloureuse, excepté dans les cas où l'on tombe sur un filet nerveux. Il est facile la plupart du temps d'éviter cette rencontre en s'assurant d'avance du degré de sensibilité du point que l'on a choisi pour pratiquer l'injection ; il suffit pour cela de pincer légèrement la peau.

Dans les premiers essais tentés en Angleterre, les auteurs anglais, Hunter, Bell, Rynd, etc., rapportèrent des cas d'injections sous-cutanées suivis de désordres graves, d'érysipèles, de phlegmons, etc. Ils ne se sont point reproduits, et il faut les attribuer exclusivement à l'imperfection des instruments dont ces expérimentateurs se servirent. Ces accidents survinrent à la suite d'injections pratiquées avec la seringue de Fergusson, dont l'aiguille en acier, beaucoup trop volumineuse, produisait dans les tissus de véritables dilacérations.

En résumé, je crois avoir établi la supériorité de la méthode hypodermique sur les autres méthodes d'administration des médicaments. Elle offre pour avantages l'innocuité, une pratique facile et accessible à tous, la sûreté, une grande activité, et assure au médicament une régularité d'action parfaite.

Aussi cette méthode, nouvelle encore dans la science, et qui s'y est introduite comme un mode de traitement local, ne doit-elle plus être envisagée que comme une véritable méthode, une méthode de médication générale des plus précieuses pour la thérapeutique, et est-elle destinée à prendre un accroissement rapide ; à étendre son empire sur tous les médicaments énergiques, et à contribuer à l'avancement de l'art de guérir de deux manières :

Premièrement en fournissant aux physiologistes un point de

départ certain et toujours identique pour l'expérimentation des substances dont ils veulent déterminer les effets sur l'économie ;

Secondement en permettant à la thérapeutique de calculer avec précision les doses médicamenteuses et de ne plus s'inquiéter, dans la solution de ses problèmes et dans la recherche de ses résultats, de la question de l'absorption.

La méthode hypodermique a pris naissance en Angleterre. Il faut néanmoins avoir égard au mouvement scientifique qui se faisait dans ce sens depuis le commencement du siècle.

Dès les premières années de ce siècle, Benjamin Brodie s'était livré à des recherches sur le pouvoir absorbant du tissu cellulaire.

En 1823 Lembert et Lesieur imaginèrent la méthode endermique.

Plus tard, vers 1836, M. Lafargue, de Saint-Émilion, fit des recherches fort curieuses sur l'absorption des médicaments par inoculation, et voulut même élever ce procédé à la hauteur d'une méthode.

Puis M. Rynd publia, en 1845, quelques observations de cas dans lesquels il avait introduit différentes substances dans le tissu cellulaire sous-cutané.

Toutes ces tentatives furent-elles le point de départ de M. Wood ? C'est ce qu'il est impossible de dire. Cependant le crédit dont jouissait alors la méthode endermique, cette tendance générale de l'esprit humain à appliquer le remède le plus près possible du mal, l'exemple des physiologistes qui injectaient depuis longtemps des substances actives dans le tissu cellulaire des animaux, engagèrent probablement M. Wood à répéter et à compléter les tentatives de M. Rynd. Mais tout en créant la pratique des injections sous-cutanées, il ne songea jamais que la médecine pût en tirer un autre parti que le bénéfice de l'action locale dans le traitement des névralgies.

En 1855, M. Wood publia dans l'*Edinburgh medical and surgical Journal* un mémoire de quelques pages sur des cas de névralgies traitées avec succès par les injections sous-cutanées. A partir de ce moment, l'opinion générale s'émut de ces faits, et ces essais isolés furent répétés par un grand nombre de médecins anglais.

Ce mémoire fit peu de sensation en France ; il y passa même inaperçu. Ce ne fut que cinq ans après, alors que déjà la presse médicale anglaise retentissait de nombreux succès obtenus par l'injection sous-cutanée entre les mains de Hunter, Olivier, Bell, etc., que l'on commença à s'en émouvoir à Paris, et que M. le professeur Béhier, qui avait expérimenté dans son hôpital la nouvelle méthode, appela l'attention des praticiens français sur ses merveilleux résultats.

M. le professeur Béhier publia en 1859, dans le *Bulletin de thérapeutique*, un mémoire relatant les succès qu'il avait obtenus, et devint ainsi en France le vulgarisateur de la méthode hypodermique.

Depuis ce temps, sous un aussi savant patronage, la méthode hypodermique s'est répandue rapidement dans le monde médical et est entrée dans la pratique courante de la plupart des médecins. MM. Courty de Montpellier, Voillemier, Gubler, Lailler, Moutard-Martin, etc., etc., l'ont étudiée successivement, et il est aujourd'hui peu de praticiens qui n'emploient les injections sous-cutanées.

DEUXIÈME PARTIE

Description de la méthode hypodermique.

Après avoir examiné les divers modes d'absorption et établi que les injections dans le tissu cellulaire sous-cutané sont un moyen excellent et pratique d'administrer les médicaments, nous allons nous occuper de décrire la méthode hypodermique.

Notre sujet se divise naturellement en deux parties : dans la première, nous parlerons des instruments qui servent à la pratique des injections sous-cutanées ; dans la seconde, il sera question des substances médicamenteuses employées jusqu'à ce jour par la méthode hypodermique.

CHAPITRE Ier.

1° INSTRUMENTS QUI SERVENT A PRATIQUER LES INJECTIONS SOUS-CUTANÉES.

L'ordre chronologique est celui que nous adopterons dans la description des instruments destinés à la méthode hypodermique. Disons d'abord que la plupart de ces instruments sont assez incomplets, malgré les perfectionnements qu'on a essayé de leur donner. Celui qui offre le plus d'avantages est la seringue décimale hypodermique construite par M. Mathieu. Nous verrons, chemin faisant, les avantages et les inconvénients de chacun de ces instruments.

Les instruments que nous allons passer en revue reposent tous sur la même base, et ne se distinguent que par une petite modification apportée pour le maniement plus facile ou plus précis de l'instrument. Est-ce à dire qu'il faille traiter chacun de ces efforts de minutie et soutenir, comme on l'a fait souvent, qu'un instrument en vaut un autre ? Je m'élève contre cette opinion ; car le

but de celui qui opère, si petite que soit l'opération, et sa préoc-
cupation seront toujours de remplir ces trois conditions que la
chirurgie a prises pour épigraphe : sécurité, célérité, simplicité.
N'est-ce pas là en effet le but du praticien qui va agir sur un être
sensible, comme ce doit être aussi le but de la science, d'abréger
la douleur et de concilier l'intérêt du malade avec la simplicité du
remède ?

1° *Seringue de Fergusson* (ou de Wood).

La première seringue à injections sous-cutanées est celle
qu'employa M. Wood dans ses essais. Elle fut fabriquée à Londres
et prit le nom du fabricant.

La seringue de Fergusson se compose d'un corps de pompe en
verre au bout duquel se visse une aiguille creuse en acier, terminée par un bec de flûte très-tranchant. Le piston glisse à frottement dans la seringue.

Lorsqu'on veut se servir de cet instrument, on introduit dans
le corps de pompe la quantité de liquide que l'on veut injecter ;
puis, faisant pénétrer l'aiguille sous la peau, on pousse d'un seul
coup le liquide contenu dans le corps de pompe.

La seringue de Fergusson présente de nombreux inconvénients.
D'abord elle était assez mal fabriquée, et l'aiguille d'acier, trop
volumineuse, pénétrait difficilement dans les téguments, les dila-
cérait et occasionnait une vive douleur. Les quelques cas, fort
rares, de phlegmons et autres accidents causés par la méthode
hypodermique, sont dus au volume de cette aiguille. Un autre
inconvénient est la difficulté de doser convenablement la quantité de liquide que l'on veut injecter, la véritable seringue de
Fergusson ne portant même pas de graduations. Enfin l'action
de pousser ainsi brusquement la substance injectée dans le tissu
cellulaire sous-cutané exposait au tiraillement de quelques filets
nerveux et à un trop rapide décollement de ce tissu.

Telle est la seringue de Fergusson, instrument primitif qui serait tombé aujourd'hui dans l'oubli le plus complet s'il n'avait été
témoin des premiers pas de la méthode hypodermique.

3

2° *Seringue de Pravaz.*

Lorsque la méthode hypodermique fut inventée, il se trouvait dans l'arsenal de la chirurgie une seringue à laquelle Pravaz avait donné son nom et qu'il avait destinée à la cure radicale des anévrysmes au moyen du perchlorure de fer. C'était une seringue de très-petite dimension au moyen de laquelle on injectait le perchlorure de fer dans le sac anévrysmal. Mais, comme la dose de substance à injecter devait être exactement calculée et que la quantité en était très-petite, Pravaz eut l'idée fort ingénieuse de faire mouvoir le piston au moyen d'une vis, dont le pas était calculé de telle sorte que chaque révolution fît sortir par l'extrémité de la canule une goutte de la solution.

M. le professeur Béhier, sous le patronage duquel, comme je l'ai dit précédemment, la méthode hypodermique s'introduisit en France, modifia heureusement la seringue de Pravaz pour l'approprier à la pratique des injections sous-cutanées.

3° *Seringue de Pravaz* (modifiée par M. Béhier).

La seringue de Pravaz, modifiée par M. Béhier, se compose de deux parties : la seringue, le trois-quarts.

La seringue a quelque analogie avec celle de Pravaz. Elle se compose d'un corps de pompe en verre de 4 centimètres de longueur, parfaitement calibré et muni aux deux extrémités d'une garniture métallique dont l'une est destinée à porter, au moyen de deux ou trois tours de vis, une canule dont nous parlerons plus loin, et dont l'autre livre passage à la tige du piston. Dans ce corps de pompe se meut un piston de cuir parfaitement adapté, dont la tige porte dans toute sa longueur un pas de vis assez fin.

La vis de cette tige s'engage dans un écrou supporté par la garniture supérieure du corps de pompe, de telle sorte que le piston ne peut avancer ou reculer que par un mouvement de rotation de sa tige. Cette disposition donne à l'impulsion du liquide une certaine puissance qui lui permet de vaincre les obstacles que le tissu cellulaire lui oppose tout en procédant avec douceur et régularité. L'extrémité de la tige du piston est terminée par une barrette transversale C qui permet de se rendre un compte exact du nombre de tours de vis exécutés.

La seconde partie de la seringue de M. Béhier est le trois-quarts. C'est un trois-quarts explorateur de petite dimension B sur la canule duquel peut se visser la seringue. La boîte dans laquelle on vend ce petit instrument contient habituellement deux trois-quarts dont la grosseur est calculée de telle sorte que la canule du plus petit puisse s'introduire dans celle du plus gros. Nous verrons plus loin dans quel but. Ce double trois-quarts est inutile; il suffit d'avoir le plus petit.

Examinons maintenant comment on se sert de la seringue de M. Béhier :

Le médecin étant fixé sur le choix et la dose de la substance médicamenteuse, ainsi que sur le lieu de l'injection, emplit le corps de la seringue en faisant tourner le piston de droite à gauche au moyen de la barrette qui termine la tige ; puis, lorsqu'il y a introduit une quantité de liquide supérieure à celle qu'il veut injecter, il redresse la seringue et exécute quelques tours de piston en sens inverse, pour chasser la bulle d'air qui se trouve presque constamment avec le liquide, et faire en sorte que la seringue soit exactement remplie. Ces précautions prises, on enfonce le trois-quarts B dans la peau en poussant obliquement pour pénétrer dans le tissu cellulaire sous-cutané et pour ne point atteindre les parties profondes. Il est commode pour cette manœuvre de soulever la peau en y faisant un pli, ou d'appuyer le pouce de la main gauche au devant du trois-quarts afin de tendre les téguments et de faciliter sa pénétration. L'instrument alors ayant pénétré de 2 ou 3 centimètres,

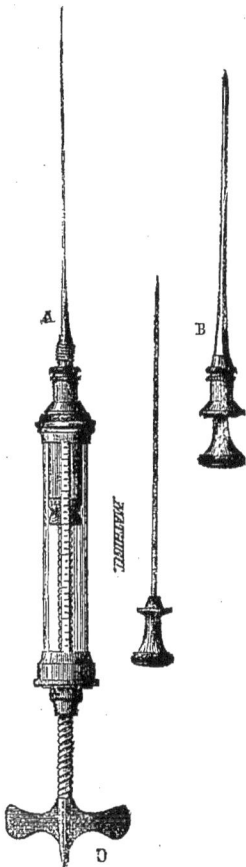

Seringue de Pravaz, modifiée par M. Béhier.
Grandeur naturelle.
A. Canule vissée à la seringue.
B. Trois-quarts recouvert de sa canule.
C. Barrette.
D. Tige du trois-quarts.

on retire la tige du trois-quarts, l'on visse la seringue sur la canule implantée dans les téguments et on injecte le liquide en faisant exécuter avec un mouvement uniforme à la barrette qui termine la tige du piston autant de demi-tours qu'on se propose d'injecter de gouttes.

Il est donc nécessaire d'être parfaitement renseigné sur la valeur de chaque goutte, c'est-à-dire sur la quantité de liquide qui s'écoule par l'extrémité de la canule à chaque demi-tour de la vis. Or cette quantité est arbitraire et varie pour chaque instrument. En moyenne, elle est de 0,02 c. Il est donc indispensable que toutes les personnes qui se servent de cette seringue se rendent compte préalablement de la quantité de liquide fournie pour chaque demi-tour de l'instrument, et, de plus, dans les observations publiées par les praticiens, on doit toujours indiquer pour chaque injection non pas la quantité de gouttes injectées, mais la quantité de médicament administrée ; et dire, par exemple : à une heure vingt-cinq minutes injection de $0,002^{mm}$ de sulfate d'atropine, et non injection de cinq gouttes de sulfate d'atropine. C'est faute de cette précaution que beaucoup d'observations, très-bien faites d'ailleurs, restent sans fruit pour ceux qui les parcourent, et qu'on pourrait être amené par une fausse interprétation à injecter des doses fabuleuses de médicament.

Il ne faut pas oublier qu'au moment où l'on commence l'injection la canule est vide, et que, comme elle est retirée pleine, il faut retrancher du nombre total de demi-tours exécutés, le nombre de demi-tours nécessaires pour la remplir. C'est encore l'expérience qui doit indiquer ce nombre ; en général il est de deux demi-tours. Le praticien, donc, qui voudra injecter vingt demi-tours, doit en exécuter vingt-deux, puisque ce n'est qu'à partir du troisième que le liquide se répand dans le tissu cellulaire.

La quantité d'air contenu dans la canule est donc poussée sous la peau et l'on sent souvent très-bien après l'injection une petite crépitation due à sa présence. Les deux trois-quarts de la seringue de Pravaz-Béhier avaient été imaginés pour obvier à cet inconvénient ; mais on néglige d'habitude cette précaution et je n'ai jamais vu cette petite quantité d'air être la cause du moindre accident ; quelques instants après l'opération elle a complétement disparu.

Comme le piston est toujours le côté faible des seringues, il faut observer pendant la manœuvre de l'instrument si le liquide ne passe point au-dessus, ce qui arrive quelquefois quand la seringue n'a pas servi depuis longtemps. C'est pour cela que l'on fait habituellement le corps de pompe en verre.

L'injection étant pratiquée, on retire vivement la canule et la seringue en ayant soin d'appliquer le doigt sur le point où elle pénètre dans la peau, dans le but d'éviter un tiraillement douloureux et d'empêcher une petite quantité du liquide injecté de sortir en même temps que la canule. Il ne reste plus alors qu'à dévisser la canule et à vider la seringue.

Telle est la manœuvre de la seringue de Pravaz-Béhier, qui présente quelques inconvénients qu'on ne rencontre plus dans la seringue décimale hypodermique dont nous allons parler tout à l'heure.

D'abord cette seringue a été faite exclusivement pour la pratique des injections sous-cutanées de sulfate d'atropine. Comme la solubilité du sulfate d'atropine est très-grande elle n'avait pas besoin d'avoir une grande capacité, et trente à trente-cinq gouttes (c'est-à-dire 0,61 de liquide) étaient suffisantes pour les besoins thérapeutiques. Mais si l'on voulait, par exemple, pratiquer au moyen de cette seringue une injection de 0,10 à 0,15 de curare; cette quantité, délayée dans 0,60 cent. d'eau, ne formerait qu'une boue dont il serait difficile de se servir. Il faut l'étendre d'une plus grande quantité d'eau. Certains principes que l'on injectera sans aucun doute, comme la narcéine, demandent également une assez forte proportion de véhicule pour ceux même de leurs sels qui sont le plus solubles. En second lieu, si on analyse la manœuvre de l'instrument, on voit qu'elle se compose de six temps :

1° Chargement de la seringue;

2° Introduction du trois-quarts;

3° On retire la tige du trois-quarts;

4° On visse la seringue sur la canule;

5° Injection de la substance;

6° On retire l'instrument.

Ce qui est un peu long quand on a affaire à des sujets indociles, à des enfants par exemple.

Mais le défaut capital de l'instrument est que la quantité de liquide qui sort de la canule à chaque demi-tour du piston est arbitraire et varie d'une seringue à l'autre, les fabricants dosant cette quantité d'une façon approximative, de telle sorte que lorsqu'on consulte les observations publiées, on ne peut pas se rendre un compte exact des doses médicamenteuses réellement employées par suite de la mauvaise habitude qu'ont les auteurs de noter le nombre de demi-tours ou de gouttes, au lieu de rapporter simplement la quantité de médicament injectée. Cet inconvénient a été évité par M. Mathieu dans la construction de la seringue décimale hypodermique qui donne exactement et constamment pour un demi-tour 0,05, et pour vingt demi-tours 1 centimètre cube (ou 1 gramme) de liquide.

4° Seringue décimale hypodermique.

La seringue décimale hypodermique construite par M. Mathieu et destinée à pratiquer les injections sous-cutanées de toutes les substances médicamenteuses, est une seringue de la capacité de 4 grammes, dont le corps de pompe en verre porte quatre divisions circulaires correspondant chacune à 1 gramme.

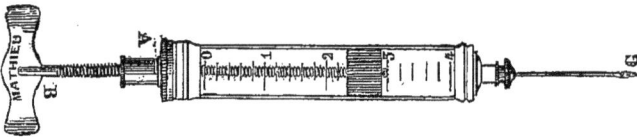

Seringue décimale hypodermique (1) (réduite de moitié).
A. Mouvement à baïonnette. B. Barrette. C. Aiguille creuse.

Sur la garniture inférieure de la seringue se visse une aiguille creuse en or C, très-résistante et à la fois très-ténue, terminée par une pointe d'acier près de laquelle s'ouvre le canal intérieur de l'aiguille.

La garniture supérieure qui porte l'écrou A destiné à laisser passer la tige du piston a été l'objet de la part de l'habile fabricant d'une modification des plus ingénieuses. Cet écrou est fixé à la garniture métallique par un mouvement à baïonnette qui per-

(1) Le dessinateur a renversé par inadvertance l'ordre de la graduation. Le 0 devant se trouver près de la garniture inférieure.

met de l'enlever en un clin d'œil, de sorte que pour remplir la seringue il n'est plus nécessaire de faire tourner le piston, ce qui était assez long, et finissait par détériorer la vis; on défait le mouvement à baïonnette et on tire directement le piston comme s'il s'agissait d'une seringue ordinaire; la quantité voulue de liquide introduite, ce dont on peut se rendre compte aisément par les graduations, on remet le mouvement à baïonnette qui rétablit la rotation du piston. Tout ce mécanisme est de la plus grande simplicité et s'exécute en beaucoup moins de temps qu'il n'en faut pour le décrire.

Le piston, parfaitement adapté au corps de pompe, est porté sur une tige à vis munie à l'extrémité d'une barrette transversale B.

C'est principalement dans le pas de vis de cet instrument que consiste toute sa supériorité. Ce pas de vis est calculé de telle sorte que si nous supposons le piston arrêté à la division première du corps de pompe, c'est-à-dire ayant au-dessous de lui la capacité d'un centimètre cube (1 gramme), il faut juste 10 tours complets de la vis pour amener le piston de 1 à 0, c'est-à-dire à l'extrémité de la seringue. Et voici le résultat de cette combinaison : c'est que 10 tours de la vis, chassant du corps de pompe 1 gramme de liquide, chaque tour fait sortir par la canule 0,10 cent., et chaque demi-tour 0,05 cent., ce qui correspond parfaitement à la goutte normale. Chaque demi-tour de la seringue décimale hypodermique donne donc exactement une goutte de 0,05 cent. Comme toutes ces seringues sont construites par l'habile fabricant avec la plus grande précision, et sur les mêmes données, il n'y a jamais de variations dans cette quantité d'une seringue à une autre.

Comment se sert-on de la seringue décimale hypodermique? L'aiguille étant vissée solidement à l'extrémité de la seringue, le médecin défait le mouvement à baïonnette, plonge l'extrémité de l'aiguille dans le liquide médicamenteux, et aspire en tirant le piston une quantité de liquide un peu supérieure à celle qu'il veut injecter; il rajuste alors le mouvement, et, tournant en l'air l'extrémité de l'aiguille, il fait sortir la bulle d'air qui se trouve presque toujours dans le corps de pompe, en arrête le piston à la graduation correspondante à la quantité de liquide qu'il veut injecter. Alors, saisissant la seringue dans la paume de la main, et l'aiguille entre le pouce et l'index, on fait pénétrer celle-ci sous la peau, avec les précautions que nous avons indiquées à propos de la seringue de Pravaz-Béhier. L'aiguille ayant pénétré de 2 ou 3 centimètres, le médecin saisit la barrette et exécute autant de demi-tours qu'il veut injecter de fois 0,05 cent. de solution. Si l'on n'a chargé la seringue que de la quantité juste à injecter, on peut tourner le piston sans se préoccuper du nombre de demi-tours qu'on exécute ; ou encore en défaisant le mouvement à baïonnette, injecter le liquide d'un seul coup. Si au contraire l'on trouve gênant d'observer les graduations, rien n'est plus simple que de s'en passer, puisqu'on sait ce que donne exactement un demi-tour. Dans ce cas on emplit la seringue et l'on compte les demi-tours que l'on exécute.

Il n'y a point ici à défalquer, comme dans la seringue de Pravaz-Béhier, la quantité de liquide nécessaire pour remplir la canule, puisque celle-ci est introduite pleine dans les téguments et retirée pleine.

En outre, les six temps opératoires de la seringue précédente sont réduits à quatre.

Rien n'est plus simple, avec la seringue décimale hypodermique, que le calcul de la solution médicamenteuse, puisqu'une solution au 10e donne pour 0,05 cent. (un demi-tour), 0,005 milligram. de substance active ; et qu'une solution au 100e donne 0,0005 (ou un demi-milligr.) pour 0,05 cent. (un demi-tour) de liquide.

La solution au centième est excellente, puisque deux demi-tours équivalent à 1 milligramme. Elle convient pour les substances très-actives dont on n'administre que quelques milligr.

Pour les substances moins actives, on peut employer la solution au 10e, qui donne pour 2 demi-tours 1 centigramme, ou même des solutions encore plus concentrées. D'ailleurs chaque praticien peut, suivant les circonstances, modifier ces solutions comme il le jugera à propos, ce qu'il fera toujours aisément ; la seule précaution qu'il y ait à prendre étant de calculer sa solution de telle sorte que la dose qu'on peut avoir à injecter ne représente pas un trop grand volume de liquide. On peut injecter sous la peau, sans inconvénient, 2 grammes et plus de solution.

Nous donnerons, en parlant de chacune des substances médi-camenteuses employées jusqu'ici en injections sous-cutanées, les formules des solutions les plus convenables pour l'injection de ces substances.

Enfin, car il n'est point de détails trop minutieux, on doit, après chaque opération, vider sa seringue et la laver avec soin, en y introduisant de l'eau pure. Le piston de la seringue doit être graissé souvent avec de l'axonge ou de l'huile de pied de bœuf: il suffit pour cela de dévisser le couvercle, de retirer le piston, et de relever les deux rondelles pour les graisser avec soin en dessus et en dessous.

5° *Seringue de Pravaz, modifiée par M. Charrière.*

La seringue Pravaz, modifiée par M. Béhier, exigeait six temps dans sa manœuvre. M. Charrière imagina une disposition qui sup-primait deux de ces temps en supprimant le trois-quarts. Dans cette seringue, le trois-quarts est remplacé par une aiguille fine et tranchante, qui s'introduit dans les téguments, vissée à la se-ringue. C'est une modification qui apporte plus de rapidité dans la manœuvre de l'instrument; mais cette seringue n'en possède pas moins les autres inconvénients de la seringue de M. Béhier : elle est d'une petite capacité, et la quantité de liquide qui sort à chaque demi-tour est arbitraire et variable pour chaque instru-ment.

On trouve chez M. Charrière une autre seringue qui est en tout semblable à celle de Leiter et de Lüer. (Voir plus loin.)

6° *Seringue de Leiter* (1).

La seringue de Leiter, dont on se sert beaucoup en Allemagne, est une seringue en verre dont la tige du piston, large et aplatie, porte des divisions indiquant, lorsqu'on la tire, la quantité de liquide contenue au-dessous du piston.

L'extrémité supporte une aiguille creuse à dard étalé. Voici comment se manœuvre cet instrument :

On remplit la seringue en tirant à soi la tige graduée, et si on

(1) Leiter (Wiener, méd. Wochensch. N° 23, 1864.)

veut injecter 1 gramme de liquide, par exemple, on s'arrête au moment où le chiffre 1 sort du corps de pompe. Alors on enfonce l'aiguille sous les téguments, et on pousse tout le liquide d'un seul coup.

Nous considérons ces sortes d'instruments comme de beaucoup inférieurs aux seringues à vis, dans lesquelles le mouvement de rotation assure au liquide une impulsion douce, régulière, et en même temps énergique; et où de plus, l'injection, étant assez lente, permet au liquide de se répandre dans le tissu cellulaire, sans le tirailler ni le distendre.

7° Seringue de Lüer.

La seringue de M. Lüer est construite exactement sur le même principe que celle de Leiter.

8° Seringue de Rynd (1).

Je ne dirai qu'un mot de la seringue de Rynd, que je connais seulement par un dessin : c'est un instrument qui m'a semblé des plus bizarres et des plus compliqués; il n'y a point de piston et l'on compte pour introduire le liquide sur l'action de la pesanteur.

9° Seringue de M. Bourguignon.

Je n'ai pas voulu passer cette seringue sous silence, afin de compléter cette sorte de monographie instrumentale; je n'en dirai que quelques mots.

Il y a dans toutes les seringues quelles qu'elles soient et quels que soient les efforts du fabricant, un côté faible, c'est le piston. Malgré tous les perfectionnements qu'on a fait subir à cette partie de l'instrument pour la matière et la disposition, elle est et sera toujours défectueuse. Lorsqu'un piston est resté longtemps sans manœuvrer, il est rare qu'il fonctionne bien. M. Bourguignon a voulu remédier aux inconvénients du piston, et pour cela il n'a rien trouvé de mieux à faire que de le supprimer. Il a donc imaginé une disposition fort ingénieuse d'ailleurs,

(1) Rynd (Dubl., journ., XXXII, 63, p. 13, 1860).

mais d'un usage trop peu précis, pour la pratique des injections sous-cutanées. Son instrument se compose d'un tube gradué terminé par une aiguille en or creuse et pointue; l'autre extrémité du tube entre à frottement dans un collier formé par l'orifice d'une sorte de doigt de gant en caoutchouc qu'on peut élever ou abaisser à volonté. En élevant cette sorte de petit chapeau, on aspire le liquide; en l'abaissant, on le chasse par l'aiguille.

Pour se servir de cet instrument, l'aiguille étant introduite dans la solution on élève le chapeau de caoutchouc, en suivant de l'œil la marche ascensionnelle du liquide, et lorsque la graduation indique qu'il s'en est introduit dans le tube la quantité qu'on veut injecter, on s'arrête.

On enfonce alors l'aiguille sous les téguments, et en abaissant le cylindre de caoutchouc on chasse sous la peau le contenu du tube.

Cet instrument, qui séduit au premier abord par sa simplicité, offre l'inconvénient même de ses avantages. Comme il n'y a pas de piston et que la surface supérieure du liquide est libre, si on incline un peu brusquement l'instrument, le liquide file jusque dans le chapeau de caoutchouc, et l'air vient se présenter à l'aiguille.

En outre, au bout d'un certain temps, il en est du cylindre en caoutchouc comme du piston, il ne fonctionne plus bien.

10° *Seringue de Graefe.*

Graefe a fait construire par M. Mathieu une seringue assez analogue à celle de Bourguignon, mais qui est d'un usage encore moins précis.

C'est également un tube gradué muni d'une aiguille; mais ici l'extrémité supérieure du tube porte un renflement cylindrique en caoutchouc assez épais et immobile; on aspire le liquide comme dans un compte-gouttes en comprimant le caoutchouc et en le laissant se dilater.

On enfonce l'aiguille sous la peau, et on presse sur le caoutchouc pour faire sortir le liquide.

Cet instrument a les mêmes inconvénients que celui de Bourguignon, et de plus il est impossible de ne pas chasser, en même temps que le liquide, dans le tissu cellulaire sous-cutané une certaine quantité d'air, ce qui n'a pas peut-être un grand inconvénient; mais ce qui est plus important, c'est qu'il est presque impossible avec cet instrument de doser avec exactitude.

Tels sont, pour le moment, les instruments que la science possède pour pratiquer les injections sous-cutanées. Je dis pour le moment, car sans doute on en inventera d'autres, mais il n'en existera jamais, je pense, de plus parfait que la seringue décimale hypodermique.

Après avoir passé en revue les instruments destinés à la méthode hypodermique, nous allons étudier successivement l'usage de toutes les substances médicamenteuses que l'on a employées jusqu'à ce jour en injections sous-cutanées.

CHAPITRE II.

SUBSTANCES MÉDICAMENTEUSES.

Les substances médicamenteuses employées actuellement par la méthode hypodermique sont encore peu nombreuses; cependant toutes les substances chimiquement pures, sans action locale sur les tissus et très-actives, telles que les alcaloïdes, ne devraient pas avoir d'autre voie d'introduction dans l'économie.

Les sels métalliques ne conviennent pas en général pour les injections sous-cutanées, ils donnent lieu à des abcès ou à des gangrènes locales; aussi doit-on les bannir de la méthode hypodermique. Ils trouvent d'ailleurs dans le tube digestif une voie d'absorption suffisante.

Jusqu'ici les essais de la méthode hypodermique ont porté sur les substances suivantes :

1 Atropine.
2 Morphine, Narcéine, Codéine.
3 Strychnine.
4 Curare.
5 Quinine.
6 Aconitine.
7 Vératrine.
8 Colchicine.
9 Daturine.
10 Physostigmine ou Ésérine.
11 Conine.
12 Nicotine.

13 Ac. cyanhydrique.
14 Digitaline.
15 Ergotine.
16 Caféine.
17 Hachisch.
18 Brome.
19 Émétine.
20 Tartre stibié.
21 Huile de croton.
22 Chloroforme.
23 Créosote.

Nous allons étudier successivement chacune de ces substances et en décrire l'emploi au point de vue de la méthode hypodermique ; mais auparavant, qu'on nous permette de présenter quelques considérations sur les véhicules qui sont le plus communément employés.

Les principaux sont : l'eau, l'alcool, l'éther, le chloroforme, et même la créosote.

L'eau distillée est le meilleur des véhicules et celui qu'on doit toujours préférer ; je pense même que tous les autres doivent être rejetés, à peine si j'en excepte l'alcool peu concentré. L'eau distillée réunit en effet tous les avantages désirables : elle ne décompose point les corps qu'on y dissout, n'occasionne pas de cuissons, ne contrarie pas l'absorption comme l'alcool, et n'entraîne jamais à sa suite d'accidents inflammatoires comme le chloroforme. Il est regrettable que certains sels ne soient pas facilement solubles dans l'eau, mais, d'autre part, je ne connais qu'un très-petit nombre de substances actives qui n'aient au moins un de leurs sels assez soluble pour qu'on puisse l'administrer en injections sous-cutanées. Il n'y a donc point de motifs, indépendamment de ceux que j'ai donnés, pour employer un autre véhicule que l'eau distillée.

L'alcool peut être employé à la rigueur, surtout l'alcool peu concentré ; il a toutefois l'inconvénient de retarder l'absorption en resserrant les capillaires et d'occasionner sous la peau des cuissons douloureuses. L'éther et surtout le chloroforme et la créosote occasionnent les phlegmons dans le tissu cellulaire.

Une autre question générale se présente également en commençant la description des substances médicamenteuses employées par la méthode hypodermique, c'est de savoir s'il y a des lieux d'élection pour pratiquer les injections sous-cutanées lorsqu'on se propose d'obtenir un effet général. Il n'y a point, que je sache, de règle précise à cet égard, excepté relativement au curare, pour des motifs que nous examinerons plus loin ; il faut choisir les points du corps les plus commodes et ceux où la sensibilité n'est pas très-vive, comme la partie interne du bras et de l'avant-bras, l'épaule et la région claviculaire.

1° ATROPINE.

L'atropine est le principe actif de la belladone.

La belladone (*atropa belladona*) est depuis un temps immémorial employée en médecine. C'est une plante vivace qui croît dans les climats chauds et tempérés ; elle habite de préférence les bois montueux, les fossés, le long des haies. Assez commune aux environs de Paris, on la rencontre en abondance dans le nord de l'Europe, en Allémagne et en Pologne.

Cette plante appartient à la famille des solanées, sa racine est épaisse, longue, rameuse, d'un jaune brunâtre à l'extérieur et blanchâtre en dedans. Les fleurs sont assez grandes, d'un rouge violacé sombre, solitaires dans l'aisselle des feuilles et pendantes. Le fruit est une baie arrondie, charnue, d'abord verte, puis rougeâtre et qui devient noirâtre à sa parfaite maturité. Elle est portée alors par un calice vert et étalé, et offre deux loges contenant plusieurs graines réniformes.

Toutes les parties de la plante exhalent une odeur faible à la vérité, mais cependant nauséabonde. La racine, la tige, les feuilles, les baies, ont une saveur d'abord fade, mais qui ne tarde pas à devenir nauséeuse et un peu âcre, et toutes ces parties jouissent de propriétés vénéneuses très-actives. Ces propriétés vénéneuses ont attiré de tout temps sur la belladone l'attention des médecins.

Son effet sur l'économie se traduit d'abord par la sécheresse de la bouche et du gosier, une soif très-incommode, la dilatation de la pupille, qui rend la vue nuageuse et les objets confus, une sorte d'ivresse particulière, de la cardialgie, des coliques suivies

de nausées et de vomissements. A ce moment de l'empoisonnement on voit survenir du délire ordinairement gai et loquace, et
si la dose a été forte, de véritables accès de fureur accompagnés
de convulsions. Enfin surviennent des mouvements convulsifs
généraux, suivis de collapsus avec soubresauts des tendons, des
sueurs froides, le refroidissement des extrémités et la mort.

J'ai insisté sur les effets de la belladone pour n'y pas revenir à
propos de l'atropine qui occasionne exactement les mêmes phénomènes à des doses moindres.

Jusqu'au commencement de ce siècle, la médecine employa la
belladone sous forme d'extrait, de poudre, etc. Mais les progrès
de la chimie ayant fait découvrir dans la belladone un principe
actif qu'on parvint à isoler et à expérimenter, l'atropine, la
thérapeutique comprit aussitôt le parti qu'elle pouvait tirer de
cette substance en substituant à la plante, dont l'action était incertaine, un principe actif parfaitement pur et toujours identique
à lui-même. En effet l'activité des préparations de belladone est
fort variable suivant l'époque de l'année à laquelle on cueille la
plante, suivant qu'on l'emploie avant ou après la floraison. De
telle sorte qu'aujourd'hui l'usage de ces préparations tend à disparaître de la thérapeutique, pour céder la place à l'atropine et
ses sels.

L'atropine est un alcaloïde cristallisable parfaitement défini,
dont la formule chimique est ($C^{34}H^{23}AzO^6$). Elle se présente sous la
forme d'aiguilles incolores légèrement volatiles. Elle est faible-
ment soluble dans l'eau et se dissout facilement dans l'alcool. Ses
solutions ramènent au bleu le papier de tournesol rougi. L'atropine est sans odeur, sa saveur est amère, légèrement âcre. C'est
une substance extrêmement active. A la dose de 0,04 elle peut
déterminer chez l'homme les plus graves accidents.

Ses réactions chimiques sont celles des autres alcaloïdes et
n'ont rien de particulier ; mais les plus minimes doses d'atropine
sont révélées par un réactif physiologique des plus sensibles, la
pupille, qui se dilate sous l'influence de cette substance. L'atropine pure n'est pas employée en injections sous-cutanées à cause
de son peu de solubilité.

Cette base forme avec les acides un certain nombre de sels

bien définis, dont les plus connus sont le chlorhydrate, l'acétate, le valérianate et le sulfate.

Les deux derniers sels sont employés en médecine.

Le valérianate d'atropine n'a été employé jusqu'à présent qu'à l'intérieur. Le sulfate d'atropine au contraire a été fort employé en injections sous-cutanées; c'est lui seulement qui doit nous occuper ici.

Sulfate d'atropine.

Le sulfate d'atropine est un sel blanc cristallisé finement en petites aiguilles que l'on obtient en traitant l'atropine par l'acide sulfurique.

Il est beaucoup plus soluble que l'atropine et par là mérite la préférence qu'on lui a donnée.

Le sulfate d'atropine est très-actif; ses propriétés et ses réactions sont exactement les mêmes que celles de l'atropine et par conséquent de la belladone. Aussi l'a-t-on employé en médecine par la méthode hypodermique, contre les névralgies, l'épilepsie, le tétanos, la chorée, l'hydrophobie, l'asthme, etc., etc.

Quelle quantité de sulfate d'atropine peut-on injecter dans le tissu cellulaire sous-cutané?

Il faut tenir compte évidemment, pour résoudre cette question d'une façon exacte, de l'âge, du sexe, du volume de la personne et de son état général. Les enfants et les femmes sont plus impressionnés par le sulfate d'atropine que les hommes et surtout que les hommes d'un tempérament sanguin qui supportent bien des doses assez fortes. Il m'a semblé évident, d'après le relevé d'un grand nombre d'observations d'injections sous-cutanées très-soigneusement recueillies dans les services de MM. Béhier, Gubler, Moutard-Martin, etc., et d'après celles que j'ai pratiquées moi-même, que la dose ordinaire peut varier de 0,004 à 0,005. Dans quelques cas cependant on peut la porter à 0,006 ou 0,007, mais alors on doit compter avec des accidents assez graves pour effrayer les personnes qui entourent le malade, ce qui est habituellement sans profit, et ce qu'il faut éviter autant qu'on le peut.

On peut dire d'une façon générale qu'avec des doses de 1 et 2 milligrammes on observe de légers phénomènes d'intoxication

qui passent rapidement; à 3 ou 4 milligrammes ces phénomènes
acquièrent une certaine intensité, on ne remarque plus seulement la dilatation de la pupille et la sécheresse de la bouche;
mais de la céphalalgie, des étourdissements, quelquefois des nausées. A 4, 5, 6, 7 milligrammes, l'intoxication est plus complète;
aux phénomènes précédents s'ajoutent : un délire plus ou moins
intense, des cris, des mouvements désordonnés, des troubles de
la vision, des vomissements.

Cette intoxication s'accompagne, comme on le voit, d'un appareil de symptômes assez effrayants, mais dont le médecin ne
devra point s'inquiéter s'il se rappelle que cet état n'offre point
de danger sérieux et cesse habituellement au bout de quelques
heures.

Si cependant il jugeait à propos d'intervenir, soit qu'il fût
poussé à le faire par les inquiétudes des assistants, soit que l'état
du malade fût assez grave pour lui inspirer quelques craintes,
l'opium et ses alcaloïdes possèdent dans ce cas une efficacité qui
paraît incontestable, et que M. le professeur Béhier a expérimentée
avec le plus grand succès.

Si le lecteur veut bien se reporter à la page 99, il y trouvera
une observation recueillie dans le service de M. Béhier, et dans
laquelle 7 milligrammes de sulfate d'atropine furent injectés
d'un seul coup. Malgré cette haute dose on n'observa point d'accidents atropiques, comme on devait s'y attendre, et il est difficile de ne pas attribuer cette particularité aux 0,10 centigrammes
d'extrait thébaïque qui furent administrés après l'injection.

Ce qu'on pourrait donc faire de mieux dans le cas dont nous
parlons, ce serait d'administrer une préparation opiacée, ou, ce
qui vaut beaucoup mieux encore, de recourir à l'injection sous-
cutanée d'un sel de morphine; d'injecter par exemple $0,005^{mm}$
ou $0,01^c$ ou encore $0,015^c$ de chlorhydrate de morphine, suivant l'intensité des accidents.

Mais, je le répète, quand on se tient dans les limites de 1, 2, 3
et même 4 milligrammes de sulfate d'atropine, on n'a point à redouter ces accidents : on n'observe que des symptômes légers
qui se dissipent seuls.

La dose de sulfate d'atropine varie donc de 1 à 4 milligram.,

4

et exceptionnellement peut être portée à 6 ou 7; il serait très-imprudent d'en administrer à la fois 1 centigramme.

Il est utile de faire observer que le sulfate d'atropine s'élimine assez lentement, et qu'on ne doit pas trop rapprocher les injections si l'on veut éviter les accidents. Lorsque l'on a fait une injection le matin sur un malade, il ne faut pas recommencer avant le lendemain, ou tout au plus avant le soir; à moins, bien entendu, de contre-indications dont le praticien sera juge.

L'administration du médicament, d'ailleurs, doit être basée sur la gravité de l'affection qu'on se propose de traiter. Il est évident que si l'on recherche seulement un effet local comme dans les névralgies, la dose devra toujours être faible; que si l'on veut agir d'une façon générale et perturbatrice sur l'économie, comme dans le tétanos, la dose devra être forte, et les injections répétées.

Quelles sont maintenant les solutions de sulfate d'atropine les plus convenables?

La solution normale au 100ᵉ est très-commode.

0,30 centigrammes de sulfate d'atropine pour 30 grammes d'eau distillée.

Comme le tour complet de la seringue décimale hypodermique donne 10 centigrammes de liquide, cette quantité de solution contient 1 milligramme de sulfate d'atropine.

Avec la solution au 100ᵉ, il faut donc exécuter 2 demi-tours pour injecter 1 milligramme de sulfate d'atropine.

Si l'on craignait de ne pas avoir, à cause des très-légères variations que donne toujours inévitablement une seringue, une approximation suffisante en injectant 1 milligramme en 2 demi-tours, rien n'est plus facile que de proportionner sa solution, de telle sorte qu'il faille 4 ou 5 demi-tours pour donner un milligramme de substance active.

0,15 centigrammes de sulfate d'atropine pour 30 grammes d'eau distillée donnent 1 milligramme en 4 demi-tours de piston.

0,12 centigrammes de sulfate d'atropine pour 30 grammes d'eau donnent 1 milligramme de sulfate d'atropine en 5 demi-tours.

2. Morphine et alcaloïdes de l'opium.

L'opium est, comme chacun le sait, le suc épaissi qui s'écoule de la capsule des pavots, après qu'on y a fait une incision. C'est une masse brunâtre habituellement remplie d'impuretés, de débris de feuilles, etc., que l'on trouve dans le commerce, sous la forme de pains ronds et aplatis qu'on nous expédie de l'Orient.

Connu depuis un temps immémorial (la mythologie donnait à Morphée le pavot pour attribut) il a longtemps été employé en médecine, en nature et sous forme d'extrait; mais les progrès de la chimie ayant démontré que ses propriétés étaient dues à un grand nombre de principes actifs, la thérapeutique expérimenta ces principes, et principalement la morphine, dans le but de les substituer à l'opium.

Les principes actifs de l'opium sont des alcaloïdes naturels et fixes assez nombreux. Les principaux sont au nombre de six : la morphine, la codéine, la narcéine, la thébaïne, la narcotine et la papavérine.

De ces six alcaloïdes, la morphine étant le plus employé, nous nous en occuperons exclusivement. Je dirai cependant quelques mots de la codéine, et surtout de la narcéine, qui mérite à tous égards d'entrer dans l'usage journalier de la thérapeutique.

Morphine. — La morphine est un alcaloïde dont la formule chimique est ($C^{34}H^{19}AzO^{6}$). Elle se présente sous la forme d'un sel blanc cristallisé en prismes rectangulaires terminés par des biseaux. Elle est inaltérable à l'air; à peine soluble dans l'eau, (l'eau bouillante en dissout $\frac{1}{100}$, et l'eau froide $\frac{1}{1000}$); elle se dissout dans l'alcool bouillant dans la proportion de $\frac{1}{30}$, et elle est presque insoluble dans l'éther. Sa saveur est très-amère, et elle forme, avec les acides, des sels parfaitement définis.

La morphine est rarement employée pure en médecine; on préfère les sels de morphine, qui jouissent des mêmes propriétés et sont beaucoup plus solubles. Les plus employés sont le sulfate, l'acétate et le chlorhydrate de morphine.

Les réactions caractéristiques de la morphine sont les suivantes : l'acide iodique produit, avec la morphine libre ou combinée, une coloration d'un rouge-brun; il se manifeste dans cette réaction une odeur d'iode; on peut reconnaître ainsi, dans une liqueur, $\frac{1}{7000}$ de morphine (Pelouze et Frémy). Outre ces réactions, les sels de morphine réduisent les dissolutions d'or et d'argent, et précipitent l'iodure de potassium.

Chlorhydrate de morphine. — Ce sel est le plus employé par la méthode hypodermique. Il cristallise en houppes soyeuses très-belles; il est beaucoup plus soluble à chaud qu'à froid, l'eau bouillante en dissout son poids, et l'eau froide seulement $\frac{1}{25}$; il est également très-soluble dans l'alcool.

Il arrive fréquemment, lorsqu'on emploie une solution un peu concentrée de ce sel, que, pendant l'hiver, il dépose au fond de la bouteille de très-beaux cristaux; il faut se garder de l'employer dans cet état, car alors la solution est considérablement affaiblie; il suffit de mettre la bouteille devant le feu, à une douce température pour qu'on le voie se redissoudre. L'été et dès que la température atmosphérique a atteint environ 20°, ce phénomène n'a plus lieu et la liqueur reste toujours limpide.

Le chlorhydrate de morphine peut s'administrer par la méthode hypodermique à la dose de 5, 10, 15 milligr., pour débuter, car suivant la tolérance qu'on observe chez les malades, on peut porter la dose jusqu'à 10, 20, 30, 50 centigrammes.

3 gr. de chlorhydrate de morphine pour 30 gr. d'eau distillée, solution au 10e, donne 5 milligr. de sel par demi-tour de la seringue décimale hypodermique; mais cette solution est trop sujette à cristalliser pour être d'un emploi commode.

La solution au 20e. 1 gr. de chlorhydrate de morphine sur 20 gr. d'eau distillée est plus convenable; elle donne par demi-tour 2 milligr. et demi, ou 1 centigr. en quatre demi-tours.

Outre les avantages généraux que présente l'administration des médicaments par la méthode hypodermique, elle offre dans l'emploi du chlorhydrate de morphine des avantages particuliers, en n'excitant point ces phénomènes gastriques si intenses que produit l'opium chez certaines personnes, en vertu d'idiosyncrasies bizarres.

Dans le cas où on aurait outre-passé le but d'une façon inquiétante, les moyens propres à combattre l'intoxication par l'opium pourront être mis en œuvre avec succès, et notamment, comme l'a démontré M. Béhier, les injections de sulfate d'atropine.

Sulfate de morphine. — Il se présente sous la forme de prismes incolores d'un éclat soyeux; très-soluble dans l'eau, il peut être employé aux mêmes doses que le chlorhydrate.

Acétate de morphine. — Il cristallise en aiguilles brillantes qui sont solubles dans l'eau et dans l'alcool; ce sel doit être banni de la pratique médicale à cause de son peu de stabilité.

Des trois alcaloïdes soporifiques de l'opium, la morphine étant le plus employé, j'ai dû m'étendre assez longuement sur son compte; mais je ne dois pas passer sous silence la codéine et la narcéine : celle-là, parce que la thérapeutique s'en est emparée; celle-ci, parce qu'elle mériterait de remplacer la morphine et la codéine.

Il résulte en effet des recherches de M. Claude Bernard sur les propriétés comparatives de ces trois substances que la narcéine est celle que l'on peut donner à plus haute dose et qui est la moins toxique, en même temps qu'elle procure un sommeil profond, plein de quiétude et un réveil gai; c'est la substance hypnotique par excellence.

Le sommeil de la narcéine est paisible, calme, très-profond; la respiration s'effectue parfaitement et avec son rhythme normal, même lorsque la dose est assez considérable pour que l'animal reste plongé dans le sommeil pendant huit, dix et douze heures. Un jeune chien de 5 à 6 livres supporte très-bien 0,10 centigr. de narcéine, et on peut porter la dose chez un animal de si petite taille jusqu'à 0,50 centigr. sans accidents. L'animal dort profondément; si on le touche brusquement, si on le pince, il ne manifeste sa sensibilité que par un léger grognement et reste immobile dans toutes les attitudes qu'on lui fait prendre. Le sommeil est bientôt si profond chez ces animaux qu'on peut leur ouvrir la gueule, tirer la langue avec une érigne, pratiquer au fond de la gorge et dans le larynx les opérations les plus délicates, sans que l'animal témoigne de la douleur, ou cherche même, je ne dirai pas à mordre, mais à fermer la gueule ; enfin, quand l'animal se réveille, il est gai et son humeur ne paraît pas changée.

Quelques-unes de ces expériences ont été répétées devant M. le professeur Nélaton et l'ont vivement impressionné.

La morphine au contraire procure un sommeil bien différent. Si l'on en donne à un animal, celui-ci bave abondamment et s'endort avec des grognements douloureux, continuels ; il cherche les coins obscurs ; si on le touche, il se réveille en grognant, et son sommeil est fort agité. Quand il se réveille, son humeur est changée, et son train de derrière reste quelque temps comme paralysé.

Le sommeil de la codéine diffère encore de ces deux types, et est parfaitement caractérisé par ce fait, que, bien qu'il soit plus calme que celui de la morphine, le moindre bruit suffit pour réveiller l'animal ; si on frappe sur la table où il est couché, il bondit brusquement et convulsivement.

En résumé, l'action soporifique de la narcéine est préférable à celle de la morphine et de la codéine ; en second lieu, vient la codéine ; enfin la morphine.

Ces faits n'ont pas été seulement expérimentés sur les animaux ; la narcéine a déjà été essayée sur l'homme. Le directeur du *Bulletin de thérapeutique*, M. Debout, de regrettable mémoire, avait expérimenté la narcéine sur lui-même, et il lui accordait une grande supériorité sur la morphine et la codéine. Je lui ai entendu dire que lorsqu'il prenait de la morphine il éprouvait bien du soulagement, mais qu'il lui était impossible après cela de travailler à son journal, tandis que, s'il prenait de la narcéine, outre le bénéfice du soulagement, il gardait sa liberté d'esprit et sa facilité au travail.

M. le professeur Béhier, avec le zèle scientifique qui l'anime, a essayé également la narcéine en injections sous-cutanées et en a obtenu d'excellents résultats (voir le *Bulletin de thérapeutique*, année 1864).

On ne peut donc trop encourager ces essais, qui mettront, j'en suis convaincu, la narcéine au premier rang parmi les alcaloïdes de l'opium, n'offrît-elle que l'immense avantage de pouvoir être employée à doses considérables sans le moindre accident.

Narcéine. — La narcéine ($C^{28} H^{20} Az O^{12}$), découverte en 1832 par Pelletier, cristallise en aiguilles soyeuses et allongées. Elle n'est pas très-abondante dans l'opium, ce qu'explique son prix relativement élevé, mais qui baissera dès qu'elle sera plus employée. Elle est peu soluble dans l'eau froide, assez soluble dans l'eau chaude et très-soluble dans l'alcool; sa saveur est amère.

Elle forme avec les acides des sels cristallisables. Celui de ces sels dont l'usage est le plus convenable pour les injections sous-cutanées est le chlorhydrate de narcéine.

Le sulfate de narcéine n'est pas soluble dans l'eau.

La dose de chlorhydrate de narcéine est de 0,10 centigr. à 0,20 centigr.; on peut sans danger la porter chez l'homme à 0,30 centigr. ou 0,40 centigr.

Les solutions au 10e, au 5e, etc,, conviennent assez pour cette substance.

Si l'on voulait donner des doses élevées, il faudrait employer une solution encore plus concentrée.

Codéine. — La codéine ($C^{35} H^{20} Az O^5, 2 Ho$), découverte par Robiquet, se présente sous forme de prismes assez volumineux, très-réguliers.

Elle se dissout dans 80 fois son volume d'eau froide et dans 17 fois son volume d'eau bouillante.

Elle est très-soluble dans l'alcool et dans l'éther.

Elle ne se colore pas en rouge ou en jaune, comme la morphine, au contact de l'acide azotique.

Ses sels sont parfaitement définis; les pricipaux sont : le chlorhydrate, l'azotate, le sulfate, l'oxalate.

La dose de la codéine est de 1 centigr. à 3 centigr.

Elle n'a pas encore été employée chez l'homme en injections sous-cutanées.

3. Strychnine.

La strychnine est un des alcaloïdes contenus dans la noix vomique, la fève de Saint-Ignace, l'upas tieuté, le bois de couleuvre.

On la retire principalement de la noix vomique.

La noix vomique est la graine d'un fruit drupacé de la grosseur d'un abricot, fourni par le *strychnos nux vomica*, arbre qui croît principalement dans les Indes Orientales, à Ceylan, dans le Malabar, sur la côte de Coromandel, où leur action a été sans doute connue de tout temps par les naturels.

Il y a environ 200 ans que cette substance s'est introduite dans la thérapeutique européenne. La strychnine n'est pas le seul principe actif contenu dans les plantes que nous venons de nommer; on y rencontre aussi un autre alcaloïde, la brucine, dont l'usage est encore fort restreint et qui n'a pas encore été employé en médecine.

La strychnine est un alcaloïde dont la composition chimique est représentée par la formule ($C^{44}H^{24}Az^2O^8$) et qui a été isolée pour la première fois en 1818 par Pelletier et Caventou. Elle se présente sous la forme de cristaux prismatiques blancs et grenus, terminés par des pyramides à quatre faces.

Sa saveur est excessivement amère; il suffit de $\frac{1}{600000}$ de strychnine pour donner à l'eau une amertume insupportable. La strychnine pure est très-peu soluble dans l'eau qui en dissout à froid $\frac{1}{6687}$ et à chaud $\frac{1}{2500}$. Elle est complétement insoluble dans l'alcool absolu, mais l'alcool ordinaire en dissout une petite quantité. Elle est également peu soluble dans l'éther.

La strychnine pure est fort peu employée en médecine, on donne la préférence aux sels de strychnine qui sont assez solubles.

Les principaux de ces sels sont : le sulfate, l'azotate, l'acétate et le chlorhydrate de strychnine.

Le sulfate et le chlorhydrate sont les plus employés.

Ils sont doués d'une amertume excessive et jouissent de toutes les propriétés de la strychnine.

La réaction caractéristique de la strychnine et de ses sels est la suivante : traités par le bichromate de potasse et l'acide sulfurique concentré ils produisent sur-le-champ une coloration bleue superbe qui passe rapidement au violet puis au rouge.

Action physiologique de la strychnine et de ses sels.—La strychnine est un des poisons les plus violents que l'on connaisse. Lorsqu'elle est ingérée ou injectée dans le tissu cellulaire sous-cutané, elle occasionne après quelques instants un sentiment de vertiges et de roideur des muscles du cou. Cette roideur s'étend aux muscles du tronc, puis on voit survenir des secousses convulsives et tétaniques qui se succèdent rapidement et dont le caractère spécial est le renversement violent de la tête en arrière. Ces secousses convulsives se répètent à chaque excitation extérieure. Enfin elles se rapprochent et constituent une sorte de rigidité tétanique invincible, pendant laquelle la respiration cesse de s'effectuer, et la mort survient.

Si la dose n'a pas été suffisante pour amener la mort, les symptômes diminuent peu à peu.

La strychnine a été employée dans un grand nombre de maladies, mais spécialement dans les paralysies idiopathiques, l'incontinence d'urine, le prolapsus du rectum, etc.

Quelles sont les solutions les plus convenables pour la méthode hypodermique ?

Les sels de strychnine peuvent être tous employés, car ils sont tous très-solubles ; cependant le sulfate, et surtout le chlorhydrate, qui le sont plus que les autres, méritent la préférence.

La solution au centième 0,30 cent. de chlorhydrate de strychnine pour 30 grammes d'eau est très-convenable pour la seringue décimale hypodermique ; elle donne 1 milligramme de sel pour deux demi-tours.

Si l'on désirait une approximation plus grande encore, 0,12 cent. de chlorhydrate de strychnine pour 30 grammes d'eau donnent 1 milligramme de substance active pour 5 demi-tours.

Quant à la dose qu'il convient d'injecter, elle dépend du but qu'on se propose, et varie suivant qu'on veut agir localement ou d'une façon générale.

Néanmoins, comme l'effet de la strychnine est plus rapide et partant plus actif dans le tissu cellulaire sous-cutané que dans les voies digestives, il convient de commencer avec prudence et de procéder par doses progressives. 2 ou 3 milligrammes n'occasionnent point généralement d'accidents, mais il est bon de partir de cette dose.

On peut dans certains cas porter la dose jusqu'à 0,01 cent., mais il faut se garder de donner cette quantité d'emblée sans avoir tâté préalablement la susceptibilité du malade, et encore je crois prudent de s'abstenir de pareilles doses en injections sous-cutanées.

Y a-t-il un lieu d'élection spécial pour l'injection de la strychnine et de ses sels?

Le but qu'on se propose répond à cette question. Il est évident que si l'on veut traiter une paralysie locale, il convient de faire l'injection directement sur le trajet du nerf paralysé ; si on désire obtenir un effet général, il n'y a point d'autre règle à suivre que celle de la commodité plus au moins grande.

Enfin quels sont, en cas d'accidents, les remèdes à apporter ?

On peut employer dans ce cas tous les moyens qu'on a préconisés contre l'empoisonnement par la strychnine, l'opium à haute dose, etc. ; mais il est un moyen curatif dont je veux dire quelques mots, c'est l'emploi du curare d'ans les cas d'empoisonnement par la strychnine. M. Cl. Bernard a démontré que si l'on injecte à un lapin une dose de strychnine suffisante pour le tuer, et qu'après cette injection on injecte pareillement du curare, l'animal ne meurt pas et les effets de la strychnine ne se manifestent point.

Je citerai à l'appui de cette expérience une observation fort curieuse publiée récemment dans le *Centralblatt*, et qui est de nature à accréditer l'emploi du curare contre les accidents tétaniques de la strychnine.

Observation. — Le 19 de cette année, un garçon d'hôtel tenta de se tuer avec de la strychnine. La quantité prise, d'après des renseignements plus tardifs, se monta à peu près à 0,075^m. Le patient resta plus d'une heure par terre, étendu et roide ; l'intelligence était conservée et les pupilles légèrement agrandies. Tous les excitants extérieurs, même le moindre bruit, excitaient les plus violentes convulsions. Ces crises se succédaient à environ 3 minutes d'intervalle. Le plus grand danger provenait de l'empêchement tétanique de la respiration. Le premier traitement était: émétique et ipéca, de plus injection hypodermique de $0,012^m$ d'acétate de morphine. Les attaques cessèrent pour un peu de temps, mais elles se présentèrent bientôt avec des phénomènes menaçants de suffocation. A ce moment, injection de 3 puis de 7 gouttes d'une solution de curare de 0,15 cent. pour 30 gr. d'eau distillée : rémission sensible de la maladie ; le malade se sent soulagé, mais bientôt reviennent de nouvelles attaques. Autre injection (2 heures après la première) de 10 gouttes (0,05). Les convulsions ont cessé sans revenir. Centralblatt. (*Konigsberger med. Jahrb.*, IV, 325.)

Si l'on admet, ce qui paraît probable, que la strychnine n'occasionne la mort qu'en déterminant l'empêchement de la respiration, et par suite l'asphyxie avec tous ses accidents, congestion du poumon, etc. ; le curare, qui abolit les fonctions des nerfs moteurs, est dans ce cas d'un secours précieux. En outre, d'après de récentes recherches de M. Cl. Bernard, le curare favorise l'élimination de la strychnine en activant les sécrétions.

4. Aconitine.

L'aconitine est le principe actif de l'aconit Napel (*Aconitum Napellus*) (1).

L'aconit Napel est une plante assez rare dans nos pays, mais cultivée dans les jardins, dont les fleurs bleues formant un long épi sont remarquables par leur forme de casque.

Connu depuis fort longtemps comme médicament, l'aconit n'a jamais été très-employé en médecine. L'incertitude qui règne sur le degré d'activité de ses diverses préparations l'a toujours empêché de devenir un médicament usuel.

Doué, lorsqu'il est frais, de propriétés très-vénéneuses et extrêmement actif, il perd quelquefois complétement sa vertu par les préparations que la pharmacie lui fait subir.

De là les variations que l'on a observées dans l'emploi de cette substance qui passe, dans quelques auteurs, pour éminemment toxique et dangereuse à manier, et que d'autres au contraire ont déclarée presque inerte à haute dose.

(1) Napel (de *napus, navet*), à cause du renflement en forme de navet qu'offre la racine de cette espèce.

En tout cas, ce qui est certain, c'est que l'aconit frais, récolté dans de bonnes conditions et préparé avec soin, est un médicament des plus actifs dont l'action a été reconnue depuis longtemps comme stupéfiante et dépressive du système nerveux sensitif. On lui a attribué aussi des propriétés diurétiques et diaphorétiques qui sont moins certaines, et on l'a employé contre les hydropisies, les affections cancéreuses : le rhumatisme aigu et chronique, l'angine, la coqueluche, les névralgies, etc.

L'aconitine ($C^{60}H^{47}AzO^{14}$) se présente sous la forme de grains blancs, pulvérulents; elle est inodore, amère, très-vénéneuse, peu soluble dans l'eau froide, plus soluble dans l'eau bouillante, dans l'éther, et très-soluble dans l'alcool; ses sels sont difficilement cristallisables.

M. Gubler, médecin de l'hôpital Beaujon, a expérimenté cet alcaloïde, et a fait sur l'aconitine quelques recherches fort intéressantes dont voici les principaux résultats :

« L'aconitine a été employée sous forme de pilules contenant $\frac{1}{2}$ milligramme chacune, et en solution au $\frac{1}{500}$ (solution alcoolique de sulfate d'aconitine) pour la méthode hypodermique.

« Ses effets sur l'économie sont : une sensation de chaleur à la région épigastrique, de la salivation, des nausées, quelquefois des vomissements, puis des douleurs de tête, des obnubilations de la vue, le vertige et une tendance syncopale que dissipe un peu la position horizontale. Cependant on remarque du côté de la sensibilité générale une sédation plus ou moins évidente, selon l'intensité des douleurs préexistantes. Cette sédation est partagée par le système vaso-moteur; les hyperémies capillaires s'effacent, et le pouls perd de sa fréquence et de sa force. Il peut survenir de la sueur, et le malade tombe dans un état d'apaisement et de langueur qui marque un amendement plus ou moins prononcé, plus ou moins durable dans les symptômes morbides.

« Quand on injecte la solution d'aconitine dont nous avons parlé plus haut, dans le tissu cellulaire sous-cutané, elle occasionne dans le point avec lequel elle est en contact une sensation de chaleur assez vive (1), plus forte que les sensations analogues

---

(1) Cette action locale tient probablement à la nature du véhicule employé; la solution dont parle M. Gubler était une solution alcoolique.

déterminées par l'atropine ou la morphine. Cette action locale est assez vive pour qu'on ne doive injecter dans le tissu cellulaire que des doses d'aconitine assez faibles. A la dose de 0,0005 (1 demi-milligramme), elle produit des effets notables. A une dose double, les phénomènes physiologiques ou thérapeutiques s'accusent fortement, et si on administre d'emblée trois ou quatre fois cette quantité dans les vingt-quatre heures, il en peut résulter des effets toxiques.

« L'aconitine pure doit être administrée à doses absolument minimes et des plus fractionnées; il est rarement utile de dépasser la dose journalière de 0,002 en 4 doses; la sédation des nerfs sensitifs, et celle de l'appareil respiratoire sanguin, par l'intermédiaire du système nerveux vaso-moteur, sont les principaux phénomènes dus à l'action de cet alcaloïde.»

5. CURARE.

On a donné le nom de *curare* (wourari, worara, etc.) à une substance dont les Indiens de l'Amérique du Sud, et principalement du Brésil, des bords de l'Orénoque et des Amazones, se servent pour enduire leurs flèches et en rendre les blessures mortelles. Ces flèches servent à la guerre et surtout à la chasse. Watterton rapporte qu'un sanglier, atteint au museau d'une flèche empoisonnée par le curare, fut trouvé mort à 170 pas du lieu où il avait été frappé.

Il règne encore une grande incertitude sur l'origine véritable du curare, et les récits des voyageurs ne s'accordent pas sur ce point. Les uns font entrer dans sa composition des substances animales, du venin de serpents, de crapauds, des scorpions, des fourmis, etc.; les autres, et c'est l'opinion la plus probable, assurent que son origine est exclusivement végétale, et que les Indiens l'obtiennent en soumettant à la décoction certaines lianes de leurs forêts qui paraissent appartenir à la famille des strychnées (probablement le strychnos toxifera et le paullinia cururu). La cause de ces incertitudes est que la fabrication du curare n'est point connue de tous les membres de la tribu. C'est un secret dont les prêtres seuls ont la recette, et dont ils font un objet de trafic.

Toujours est-il que le curare est une substance peu commune qui ne se trouve point dans le commerce. On ne peut se le procurer que par l'intermédiaire des voyageurs qui pénètrent dans ces peuplades, et en obtiennent de petites quantités au moyen d'échanges, principalement avec de l'eau-de-vie et du rhum, dont les Indiens sont avides.

Le curare nous arrive renfermé dans des calebasses ou dans de petits pots de terre. Il se présente sous la forme d'un extrait noir, solide, d'un aspect résineux, extrêmement semblable à du réglisse noir ; réduit en poudre, il est d'un brun tirant sur le jaune. Sa saveur est très-amère, mais cette amertume n'a rien d'âcre ni de piquant. Il se ramollit dans l'eau et se dissout au bout de quelques instants ; mais la dissolution ainsi obtenue est toujours trouble, à cause des matières étrangères, des débris de végétaux qu'il contient, et il est bon de la filtrer avant de l'employer. Cette solution aqueuse a une couleur rouge foncée, et une grande amertume. L'alcool, surtout quand il contient un peu d'eau, dissout également bien le curare. L'éther ne le dissout pas.

Le chlore, l'iode et le brome le décomposent.

Le curare contient un principe actif, la curarine qui vient d'être découverte à l'état cristallisé par M. le Dr Preyer, une substance grasse, de la gomme, une matière colorante rouge, de la résine, et une substance végéto-animale.

La composition chimique de la curarine est $C^{10}H^{15}Az$; elle se rapproche assez de la nicotine.

Le curare agit sur l'économie animale à la façon des venins, c'est-à-dire qu'il ne produit ses effets qu'autant qu'il est directement introduit dans le sang, tandis qu'il peut être impunément avalé, propriété singulière qui frappa tout d'abord les expérimentateurs. Il fut importé, pour la première fois, lors de la découverte de la Guyane, par Walter Raleigh, qui rapporta des flèches empoisonnées. Vers la fin du xviiie siècle, Fontana l'étudia sous le nom de *ticuna*, et lui découvrit de l'analogie avec les venins de vipère, de salamandre, etc.; mais ce n'est que depuis les recherches savantes de M. Claude Bernard que l'action de ce poison sur l'économie animale est parfaitement connue :

le curare possède la propriété d'abolir les fonctions du système nerveux moteur, et de mettre ainsi tous les muscles dans le relâchement.

La thérapeutique chercha dès lors à tirer parti de cette découverte pour combattre une maladie terrible et sans remède auparavant, le tétanos. C'est à un médecin italien, M. Vella, de Turin, qui avait été l'élève de M. Claude Bernard, que revient l'honneur d'avoir employé le premier le curare chez l'homme; et comme cet essai fut couronné de succès, le nouveau mode de traitement eut un grand retentissement, et fut depuis expérimenté un certain nombre de fois en France.

Les résultats ne répondirent point à ce qu'on en attendait, et le médicament nouveau en éprouva une sorte de discrédit. Mais l est facile de s'apercevoir, en parcourant attentivement les observations qui ont été publiées, que le mode d'administration du curare dans ces cas a laissé singulièrement à désirer, et qu'une timidité, excusable d'ailleurs quand on manie pour la première fois des agents puissants, est seule cause de tous les insuccès.

Le curare, à cause de l'incertitude qui règne sur son origine, a été accompagné d'une terreur mystérieuse qu'il ne mérite à aucun égard. Ce n'est même pas un poison aussi actif qu'on le pense généralement; car nous verrons, en parlant de la dose, qu'il faut donner à un homme, pour avoir un effet convenable, au moins dix ou quinze fois autant du meilleur curare que l'on pourrait donner de strychnine.

Examinons maintenant l'action du curare sur l'économie.

Si on injecte sous la peau d'un chien une dose de curare suffisante pour lui donner la mort, au bout de peu de temps, cinq minutes environ, l'animal commence à éprouver quelques symptômes qui se traduisent par un changement d'allures : bientôt son train de derrière s'affaisse, comme si ses pattes postérieures refusaient de le soutenir. Il se tient pendant quelques secondes dans cette posture, puis la voix lui manque, les pattes antérieures fléchissent, et il tombe étendu sur le flanc. A ce moment le thorax se meut encore et la respiration s'effectue assez bien; mais peu à peu les côtes ne se soulèvent plus que péniblement et à de longs intervalles. La paupière perd sa mobilité ; enfin le diaphragme exécute seul quelques mouvements respiratoires; puis ces mouvements diminuent, l'animal paraît insensible aux excitations extérieures, et la respiration s'arrête. Si la dose est plus faible, l'animal tombe seulement dans un relâchement complet pendant lequel la respiration s'effectue assez bien et qui dure une heure ou deux; puis il revient à son état normal.

Revenons au premier cas. L'animal est étendu sans mouvement; il ne respire plus et a toutes les apparences de la mort. Si à ce moment on fait son autopsie, on constate que le cœur bat encore, et si l'on excite au moyen de l'électricité un de ses nerfs, on constate qu'il a perdu la propriété de faire contracter les muscles auxquels il se rend.

Si, au moment où l'animal est en état de mort apparente, on adapte à sa trachée un tube laryngien et qu'on exécute des mouvements respiratoires au moyen d'un soufflet, au bout d'une heure ou deux de cette respiration artificielle, l'animal ayant eu le temps d'éliminer son poison par les sécrétions, commence à exécuter quelques mouvements et revient à la vie.

D'un autre côté, si on a injecté le poison dans une patte, et qu'au moment où les premiers phénomènes physiologiques apparaissent, on lie le membre où a été injecté le curare, les accidents s'arrêtent au bout de quelque temps et la mort n'a pas lieu.

Comme la paralysie produite par le curare n'atteint pas d'un seul coup tous les nerfs, mais ne s'empare d'eux que successivement, le diaphragme s'éteignant le dernier, il est possible, en procédant graduellement, d'arriver à une dose telle que tous les autres muscles étant dans le relâchement, le diaphragme fonctionne seul et entretienne la respiration, et par conséquent la vie. C'est cette dose qu'on nomme *dose limite*, et c'est elle qu'il faut rechercher avec soin. Dans ce cas, au bout de trente, quarante-cinq minutes, une heure, l'animal reprend le mouvement ayant éliminé son poison. Si le curare s'élimine aussi vite, cela tient probablement à ce que, portant son action sur le grand sympathique, toutes les sécrétions sont exagérées.

En résumé :

Le curare abolit les fonctions du système nerveux moteur.

Il ne tue que parce qu'il empêche la respiration en paralysant les muscles respirateurs.

L'empoisonnement des nerfs est successif; les nerfs les plus volontaires (ceux des membres) sont impressionnés les premiers.

L'absorption du curare est rapide, mais aussi son élimination se fait vite. (L'effet du curare se prolonge rarement au delà de deux heures.)

On peut graduer la dose de façon à ne pas dépasser certains phénomènes.

La ligature, *au moment des premiers accidents*, arrête les effets ultérieurs de l'empoisonnement.

La respiration artificielle peut ramener à la vie.

Ceci étant posé en principe, examinons comment il convient d'employer le curare en tant que médicament.

Je ferai observer d'abord que la plus grande incertitude régnant sur la nature et la provenance du curare, il est de toute nécessité d'essayer celui qu'on se propose d'administrer.

Ici donc deux questions se présentent à résoudre :

1° La substance qu'on va injecter est-elle réellement du curare?

2° Quelle est l'activité de ce curare ?

1° *Essai du curare.* — Les caractères physiques et chimiques du curare sont d'une trop faible importance pour donner aucune certitude sur la nature de la substance : aussi faut-il recourir au réactif vivant dont les physiologistes ont très-heureusement introduit l'usage dans la science depuis quelques années, c'est-à-dire essayer la substance sur un animal.

Une grenouille est très-commode pour cet usage. On fait une petite incision à la peau du dos, et on glisse par cette ouverture soit un petit fragment de la substance sèche, soit quelques gouttes de la solution, et on attend que la grenouille ait expiré, ce qui arrive au bout de quelques minutes. Rien que l'aspect des phénomènes qui se passent pendant ce temps, l'absence de convulsions, l'engourdissement qui semble s'emparer de la grenouille, peuvent être une présomption pour un œil habitué à ces sortes de recherches, mais il faut procéder à un examen plus décisif. Dès que la grenouille n'exécute plus de mouvements quand on l'excite, on la met sur le dos, et on l'ouvre en ayant soin de ménager le cœur, qu'il est important d'examiner. Le cœur doit battre encore comme dans l'état normal. On isole alors les nerfs lombaires, on les soulève sur une pince, et on les excite au moyen d'un courant électrique fourni par une machine à induction. Si les membres postérieurs restent immobiles pendant cette excitation, c'est que les propriétés des nerfs moteurs sont abolies, et la substance que l'on expérimente est bien du curare.

Il faut, après cet essai, exciter directement les muscles des cuisses, qui doivent alors se contracter, puisque la fibre musculaire n'a perdu aucune de ses propriétés.

Pour que l'expérience soit aussi concluante que possible, il est bon d'avoir pour terme de comparaison une seconde grenouille que l'on aura tuée d'une façon quelconque, soit en la décapitant ou en lui coupant la moelle allongée, et sur laquelle on agira de même que sur la première.

Je sais qu'il est difficile, la plupart du temps, aux praticiens de se livrer à cette recherche, mais ils peuvent se l'épargner s'ils tirent le curare dont ils ont besoin d'une pharmacie bien connue pour la pureté de ses produits, comme par exemple de chez MM. Mialhe et Grassi.

J'ai cru devoir m'étendre sur ce sujet, dont l'importance est extrême, et voici quel en est le motif :

Le nombre des poisons américains désignés sous le nom de *curare* est considérable et quelques-uns ont des effets très-différents du véritable curare. De même que l'on donne quelquefois d'autres noms à des poisons qui ne sont en réalité que du curare, tels que les ticunas (1), de même les voyageurs ont rapporté quelquefois sous le nom de *curare* des substances qui n'en étaient point, des poisons du cœur par exemple, comme le chiwila (2), ou encore des curares mêlés de strychnine.

On conçoit, en présence de pareils faits, combien il est important de s'assurer si la substance qu'on doit administrer à un

(1) Nom sous lequel Fontana a reçu et expérimenté le curare.
(2) Chiwila, poison peu connu qui agit à la manière de la digitaline.

malade est réellement du curare ; mais, je le répète, cette question peut être négligée si le praticien s'est procuré le curare dans une bonne pharmacie.

2° *Quel est le degré d'activité du curare dont on va se servir?* — Si l'essai du curare peut être négligé dans certains cas, le praticien ne doit jamais omettre de s'assurer à l'avance du degré d'activité de cette substance, puisque c'est de là que dépend l'efficacité et la bonne administration du remède (1).

Les échantillons de curare ne sont jamais parfaitement semblables, et cela tient, sans aucun doute, à ce qu'il est préparé par des procédés fort différents et mélangé d'un plus ou moins grand nombre de substances étrangères. Il est donc indispensable de se rendre compte de son activité, afin de ne pas trop tâtonner en l'administrant au malade et de ne pas s'exposer ou à administrer une dose trop considérable et capable d'amener des accidents (qu'il est facile d'ailleurs de conjurer, comme nous le verrons plus loin), ou une dose trop faible, ce qui aurait au moins l'inconvénient de faire perdre un temps précieux.

J'ai déjà dit que le curare n'est pas une substance excessivement active. Les échantillons de curare les plus actifs que l'on ait expérimenté ne donnent la mort à un lapin ordinaire (de 4 à 5 livres) qu'à la dose de (0,004) 4 milligr. ; il y en a dont il faudrait donner 2, 3 et même 5 centigr., pour arriver au même résultat.

Comme cette substance a déjà été administrée chez l'homme un certain nombre de fois, on sait expérimentalement la dose à laquelle il faut la porter pour agir avec efficacité.

L'observation si intéressante de M. H. Liouville (p. 113) offre des bases certaines et précises pour le calcul de la dose que l'on peut employer. Dans cette observation, 19 centigr. (0,19) furent injectés en deux heures de la façon suivante : d'abord 0,07 ; une heure après, 0,06 ; puis, dix minutes après, 0,06. De cette quantité il faut retrancher la première dose, qui était probablement

(1) M. Preyer vient d'obtenir la curarine cristallisée, et il est probable que dans quelque temps on emploiera en thérapeutique cette substance de préférence au curare. Cependant le curare sera toujours précieux à cause de sa stabilité, la curarine et ses sels étant sujets à s'altérer.

en partie éliminée au bout d'une heure ; mais les deux dernières doses, administrées à dix minutes de distance, peuvent être considérées comme n'en faisant qu'une (total 0,12 centigr.), qui ne causèrent que de légers accidents que l'on conjura facilement et qui mirent le malade dans une résolution complète. Il est probable que, dans ce cas, 0,15 centigr. étaient la dose limite à administrer en une seule injection. Or j'ai examiné au laboratoire du Collége de France ce même curare, dans le but de me rendre un compte exact de son degré d'activité, et j'ai trouvé que pour un lapin de 2 kilogr. 200 gr. la dose limite était de 5 milligr., tandis qu'avec les meilleurs curares elle est de 3 milligr.

On voit que c'est un curare d'excellente qualité, et malgré cela on a pu en donner 0,15 cent. au malade sans inconvénient. Si nous examinons la proportion qui existe entre ces doses et le poids des deux sujets de l'expérience, nous arriverons approximativement à cette conclusion : que 5 milligrammes d'un curare donné étant la dose limite pour un lapin de 5 livres, un individu de 50 livres aurait pour dose limite environ 0,05 cent., un de 100 livres le double, ou 0,10, et un de 150 livres 0,15 cent. Ces rapports approximatifs se trouvent confirmés par l'expérience ci-dessus où la dose limite pour le malade était d'environ 0,15 cent.

Encore une fois, je ne prétends pas établir entre tous ces chiffres des rapports absolus, ce qui serait absurde ; mais je crois qu'on peut en tirer des appréciations suffisantes pour avoir un point de départ dans l'administration d'un curare quelconque.

Voici donc comment il faudra procéder à cette recherche. On choisira un lapin adulte de 4 à 5 livres, bien portant et en digestion. On fera dissoudre quelques gouttes de la solution de curare dans une quantité d'eau suffisante pour en faire une solution au 100e, et on injectera sous la peau du lapin 2 milligrammes de curare (4 demi-tours de la seringue décimale hypodermique). On donnera d'abord à ce lapin 2 milligrammes, puis le lendemain 3, le surlendemain 4, et ainsi de suite jusqu'à ce qu'il meure ; l'on a soin de noter pour chaque dose les accidents qui se manifestent. L'avant-dernière dose injectée sera la dose limite. Comme il n'y a point d'accoutumance pour le curare, on peut injecter chaque jour au lapin une dose croissante, et comme on se sert d'un mode d'absorption toujours identique, on n'observe jamais de variation dans ces divers essais, si l'on a soin de se placer dans les mêmes conditions.

Voici le tableau des essais que j'ai faits sur le curare administré au malade de l'observation que j'ai citée plus haut, et qui peut servir de guide dans de semblables recherches sur la dose limite.

Poids du lapin : 2 kil. 200 gr.

Mardi 7.

5 h. 15' injection de 0,003.
5 h. 20' les oreilles sont chaudes ; pas d'autres phénomènes ; pendant 15' le lapin paraît être paresseux.

—

Mercredi 8.

1 h. 10' injection de 0,004.
1 h. 35' pris légèrement.
1 h. 43' couché sur le flanc.
2 h. 3' se relève.
2 h. 20' revenu complétement.

Jeudi 9.

2 h. 59' injection de 0,005.
3 h. 15' pris.
3 h. 30' étendu sur le flanc, trèsmalade.
4 h. 25' se relève.
5 h. complétement revenu.

—

Vendredi 10.

1 h. injection de 0,006.
1 h. 6' pris.
1 h. 10' couché sur le flanc.
1 h. 40' mort.

Sur ce lapin donc la dose limite de ce curare était 5 milligr. Or le malade en a reçu 0,19 cent., en deux heures il est vrai ; mais en évaluant à 0,15 cent. la quantité qu'il eût pu recevoir en une seule fois, nous sommes à peu près dans le vrai ; bien que ce soit là la dose limite puisque le malade éprouva quelques phénomènes d'asphyxie.

Si donc on essayait un curare de la façon que je viens de dire et si on trouvait que sa dose limite sur un lapin est de 10 milligrammes, je crois qu'on serait autorisé à penser que pour un homme adulte la dose limite serait de 0,30 cent., et que par conséquent on pourrait commencer hardiment par donner au malade 15, 20, 25 centigrammes de ce curare.

Telles sont les deux questions que l'on doit avoir résolues avant de tenter l'administration du curare chez un malade.

On a pu voir par ce qui précède que la dose varie avec le degré d'activité de chaque curare. Il est certain que les curares les plus actifs peuvent être administrés chez l'homme par la méthode hypodermique à la dose de 0,10 cent. A faibles doses le curare n'a aucune action. La curarine elle-même, d'après M. Preyer, pourrait être employée chez l'homme à la dose de 0,01 cent. C'est donc perdre le temps que d'administrer à un malade 1, 2, 5 centigr. de curare, il faut commencer de suite avec les meilleurs curares par 6 ou 7 centigr.

Pour les autres on doit se rapporter aux proportions établies ci-dessus.

Quant au mode de solution le plus convenable, lorsqu'on ne doit pas injecter plus de 0,20 centigr. de curare, la solution au 10ᵉ est très-commode bien que déjà un peu épaisse. 0,20 cent. de curare pour 2 gr. d'eau distillée.

Chaque tour (2 demi-tours) de la seringue décimale hypodermique donne exactement 0,01 cent. de curare.

Si l'on devait se servir d'un curare peu actif et dont il fallût injecter une grande quantité, 30 ou 40 ou même 50 centigr. par exemple, il faudrait dans ce cas pratiquer plusieurs injections successives avec une solution aussi concentrée que possible.

Disons maintenant de quelle manière on doit s'y prendre pour administrer le curare.

La solution étant titrée au 10ᵉ, comme nous l'avons conseillé, le curare dûment essayé, et la dose à administrer fixée d'avance, le médecin charge sa seringue, en défaisant le mouvement à baïonnette, de la quantité de liquide qu'il a jugé à propos d'injecter, et enfonce l'aiguille dans le tissu cellulaire sous-cutané. Mais en quel lieu convient-il de pratiquer l'opération?

Si l'on parcourt les diverses observations où le curare a été employé, on s'aperçoit que les médecins l'ont injecté indifféremment dans tous les points du corps, recherchant seulement la commodité. Si l'on n'avait égard qu'à l'absorption, il est évident qu'il n'y aurait point de lieu d'élection; en effet, que l'injection soit faite près de la clavicule, au bras, à la cuisse, au mollet, l'absorption ne s'en fait pas moins bien et avec la même activité. Il n'y a pas même de retard dans les phénomènes, et j'ai vu souvent des lapins ou des chiens, à qui l'on avait injecté du curare les uns aux pattes postérieures, les autres au dos, d'autres aux pattes antérieures, éprouver les symptômes de l'empoisonnement après le même laps de temps. Mais supposons qu'on ait injecté dans la région sus-claviculaire d'un tétanique une quantité de curare un peu trop considérable et que des phénomènes sérieux se présentent. Pour les conjurer on se trouve privé dans ce cas·de la précieuse ressource de la ligature.

Voici donc une règle importante et qu'il ne faut jamais oublier si l'on veut écarter de cette médication toutes les chances possibles d'accident : toutes les fois qu'on administrera le curare par la méthode hypodermique, pour quelque maladie que ce soit, c'est toujours sur les membres que l'on devra pratiquer les injections.

L'injection pratiquée avec toutes les précautions que j'ai décrites plus haut, le médecin doit noter soigneusement l'heure, et ne pas perdre son malade de vue pendant la demi-heure qui suit l'administration du médicament; l'effet du curare se produisant vite et cessant bientôt. Lorsque la dose administrée est convenable et doit produire des phénomènes appréciables, c'est au bout de quelques minutes, de cinq à vingt, que les premiers se montrent. Les doses toxiques manifestent leur action après trois ou quatre minutes. C'est en général au bout de dix à quinze minutes que se produisent les premiers effets du médicament, vingt à trente minutes au plus tard. Passé ce temps, le curare injecté ne produira aucun résultat. Il est donc extrêmement important que le médecin soit attentif :

1° Pour être à même de raisonner la dose qu'il a administrée ;

2° Pour parer aux accidents s'il en survenait.

1° Si, au bout d'une demi-heure, aucun effet attribuable au curare ne s'est produit, le médecin doit en conclure que la dose administrée est insuffisante, et alors il a deux partis à prendre, suivant les circonstances : S'il est pressé par la maladie, si le temps est précieux, c'est tout de suite qu'il faut administrer une nouvelle dose en tenant compte, bien entendu, de celle qui a déjà été administrée. S'il peut attendre, c'est préférable; car il vaut mieux donner en une seule fois une quantité de curare suffisante que des doses répétées avec lesquelles on ne sait jamais bien ce que l'on fait. Au bout de deux ou trois heures l'élimination du curare est complète, et on ne doit pas tenir compte, en faisant une nouvelle injection après ce laps de temps, des doses administrées auparavant.

Lorsque la marche rapide de la maladie ne permet pas d'attendre et force le médecin à recourir aux doses successives, on agira avec prudence en n'administrant que de petites doses à la fois. Dans ce cas, il est commode de laisser en place la canule de l'instrument implantée dans les tissus, ou même la seringue, que l'on fixe au moyen d'une bandelette de diachylon sur le membre, et d'injecter toutes les cinq ou dix minutes une petite quantité de curare.

Supposons, par exemple, que l'on ait injecté 0,10 centigr. de curare sans résultat, on pourra toutes les cinq minutes injecter 0,01 centigr. jusqu'à ce qu'on ait un effet marqué.

Je n'ai pas besoin, dans ce cas, de recommander la prudence ; car nous verrons dans la troisième partie de ce mémoire, en passant en revue les cas où le curare a été employé, que tous les expérimentateurs ont péché précisément par ce point.

2° ACCIDENTS QUI PEUVENT SURVENIR.

Le second motif pour lequel le médecin ne doit pas perdre de vue son malade pendant les premiers instants qui suivent l'injection du curare, c'est que si par hasard la quantité administrée était trop considérable, c'est à ce moment seulement qu'il serait possible de conjurer les accidents.

Quels sont ces accidents et quels sont les remèdes qu'on peut leur opposer ?

Nous avons vu, en nous occupant des effets physiologiques du curare, que cette substance agit sur le système nerveux moteur ; qu'elle met les muscles dans le relâchement en paralysant les nerfs volontaires successivement et dans un ordre constant : les nerfs des membres inférieurs, des membres supérieurs, du tronc, des paupières, enfin du diaphragme. Ce que cherche le médecin, c'est de combattre les contractures des muscles de son malade par l'effet paralysant du curare ; mais si la dose nécessaire pour produire cette sorte d'antagonisme est dépassée, alors les phénomènes toxiques surviennent, et ils se manifestent avec une intensité d'autant plus grande que la dose a été dépassée d'une quantité plus considérable. C'est alors qu'on voit le médicament, après avoir aboli successivement la contraction de tous les muscles volontaires, étendre son empire sur le diaphragme, resté seul gardien de la vie, et le paralyser à son tour. Si le médecin est resté inattentif, s'il n'a point dirigé contre le poison les armes puissantes que lui offre la physiologie, la mort arrive fatalement. De pareils faits ne se sont point jusqu'à présent présentés chez l'homme. Mais, chez les animaux, M. Sewell, n'ayant point à se préoccuper des questions graves que soulève l'administration exagérée d'une substance telle que le curare, a essayé contre des cas de tétanos fort grave le curare à dose toxique. Deux de ces cas fort curieux, dans lesquels la dose médicamenteuse ayant été dépassée, les animaux sont tombés dans un état de mort apparente dont on les a tirés par la respiration artificielle, sont rapportés à la page 99.

Donc, lorsque après l'administration du curare la cessation des contractions tétaniques a lieu et que le médecin a quelque sujet de craindre que la paralysie n'aille trop loin, ou bien lorsqu'elle a déjà envahi rapidement le système nerveux et que le malade est tombé dans un état de mort apparente, il faut recourir promptement aux deux moyens héroïques qui permettent de manier cette substance avec hardiesse; je veux parler de la ligature et de la respiration artificielle. C'est à la physiologie que la médecine est redevable de ces moyens, et les expériences de M. Cl. Bernard ont contribué plus que toutes les autres à en démontrer l'efficacité.

1° *La ligature.* — Je rapporterai, pour établir sur une base solide ce que j'ai à dire de l'efficacité de ce moyen, une expérience souvent répétée par l'éminent professeur du Collége de France et dont les résultats sont frappants.

Expérience. — Deux lapins A et B, choisis dans des conditions identiques, de même poids, de même âge, à jeun tous deux, etc., reçoivent dans le tissu cellulaire sous-cutané de la patte antérieure droite une dose de curare calculée de telle sorte qu'elle dépasse un peu la dose limite que l'animal peut supporter sans mourir. Cette dose était pour un lapin de 4 livres avec de très-bon curare dont nous nous servions pour ces expériences, de

0,004^{mm}. On injecte donc à ces deux lapins la dose de 0,004^{mm} qui est une dose toxique.

Après 6 minutes les lapins éprouvent les premiers symptômes de l'empoisonnement. On pratique immédiatement au lapin A une ligature très-serrée à environ 3 centimètres au-dessus du point de l'injection.

5 minutes après le lapin B est mort.

Le lapin A est étendu sur le flanc, mais la respiration s'effectue régulièrement au moyen du diaphragme, et au bout de 30 à 45 minutes, l'animal recouvre ses mouvements.

Pour prouver d'une manière encore plus évidente que c'est la ligature qui en suspendant l'absorption a arrêté les effets du curare, il suffit, quand l'animal est revenu à lui, d'enlever le lien, et on voit alors au bout de peu d'instants les accidents réapparaître et la mort survenir.

Voici les faits sur lesquels il nous est permis de nous appuyer, et l'induction nous amène à conclure que les effets observés chez les animaux peuvent trouver chez l'homme leur application. Si donc le médecin se trouvait en face d'un cas semblable, il devra avoir recours sans retard à la ligature, s'il est possible de la faire ; et voilà pourquoi j'ai donné le conseil de toujours injecter le curare sur les membres. On devra donc appliquer à quelques centimètres au moins au-dessus du lieu de l'injection une ligature qu'on aura le soin de bien serrer de façon à intercepter le plus complétement possible le cours du sang.

Si l'injection a été faite à l'avant-bras, on doit appliquer le lien sur le bras vers son tiers inférieur. Un lien large tel qu'un mouchoir plié, une bande épaisse sont préférables à tout autre en ce qu'ils ne causent point de lésion locale et qu'ils compriment une plus large étendue de tissus, mais il est nécessaire d'opérer dans ce cas une constriction plus énergique.

Pendant quelques instants encore les accidents s'aggravent, puis ils restent stationnaires, bientôt ils diminuent, et, au bout d'une heure, quelquefois moins, ils ont complétement cessé. Que doit-on faire alors ?

On conçoit que l'existence prolongée d'une ligature très-serrée sur un membre puisse offrir quelque inconvénient. Il faut donc, dès que les accidents ont complétement cessé, enlever un instant le lien et le replacer un peu plus haut. On permet ainsi à une petite quantité de poison de filer dans le torrent de la circulation pour être éliminée tout en produisant un effet médicamenteux.

Il faut remarquer que lorsqu'on défait la ligature au bout d'une heure ou deux, comme le sang contient encore une certaine quantité de poison, il faut pour la réapparition des accidents un temps moins long que lors de la première injection. Si entre le moment de l'injection et celui de l'apparition des premiers symptômes, il s'est écoulé sept minutes, il ne s'en écoulera que trois entre l'enlèvement de la ligature et la réapparition des accidents. On doit donc, en enlevant le lien, ne pas attendre pour le réappliquer au-dessus de la place qu'il occupait que les effets du curare commencent à se montrer de nouveau. On renouvelle cette manœuvre jusqu'à ce que le curare ait été complétement éliminé.

La ligature, telle que nous venons de la décrire, est donc un remède efficace, mais c'est un remède des premiers moments; plus tôt on l'applique et mieux elle agit. Il est cependant un cas dans lequel, fût-elle même appliquée à temps, elle serait insuffisante; c'est celui où la dose de curare serait extrêmement considérable. Alors, en effet, au moment où les premiers phénomènes toxiques se manifestent, il est déjà entré dans le sang une quantité de poison suffisante pour donner la mort.

Lorsqu'on administre le curare comme médicament ce cas ne se rencontrera jamais, car il est évident que si par inadvertance la dose dépasse le but, elle ne le dépassera jamais d'une grande quantité. Mais si un médecin avait à soigner un individu empoisonné accidentellement ou criminellement par le curare, il aurait beau appliquer la ligature (ce qu'il devra néanmoins toujours tenter), elle resterait sans effet.

C'est alors qu'on devra recourir à un moyen véritablement héroïque, la respiration artificielle.

2° *Respiration artificielle.* — Dès que l'individu est sans mouvement, que les côtes ne se soulèvent plus qu'avec peine, et que le nombre et l'amplitude des inspirations diminuent, on doit se hâter d'employer la respiration artificielle, car déjà l'asphyxie commence et c'est elle qu'il faut éviter puisque le curare ne tue pas autrement qu'en la produisant. Ici le médecin a le choix du mode de respiration à pratiquer, et je n'entrerai pas dans le détail de cette opération qui se trouve décrite partout.

Si le cas est léger, il suffira d'employer la respiration méca-
nique produite par la compression alternative des côtes et de
l'abdomen, et d'aider seulement la respiration du malade.

Si le cas est grave, et que l'individu soit dans un état de mort
apparente, on doit recourir à l'insufflation directe dans la trachée. Elle peut se faire de deux façons : en pratiquant la trachéotomie, ou au moyen du tube laryngien.

Je pense que l'on doit bannir complétement la trachéotomie
de la pratique de la respiration artificielle ; c'est une opération
grave et inutile, tandis que le tube laryngien agit avec autant
d'efficacité, et n'est pas réellement très-difficile à mettre en
place. Ce tube est garni d'une rondelle de feutre qui s'applique
sur la glotte et la ferme hermétiquement. La seule précaution
qu'il y ait à prendre est de bien s'assurer qu'il n'a pas été introduit
dans l'œsophage, ce dont on s'apercevra d'ailleurs facilement à
la première insufflation ; on peut envoyer l'air avec la bouche, ou,
ce qui est plus commode, avec un soufflet dont on pousse la sou-
pape avec le doigt, dès que l'instrument est à la fin de sa course,
pour ouvrir une issue à l'air insufflé. Il convient d'imiter autant
que possible le rhythme de la respiration naturelle, c'est-à-dire
d'exécuter environ vingt insufflations par minute, et de se rap-
peler que, dans chaque inspiration normale, la quantité d'air
introduite dans la poitrine est en moyenne d'un demi-litre. On
doit, pendant ce temps, suivre de l'œil les mouvements qu'exécute le thorax du malade, afin de voir si l'opération s'exécute
convenablement.

Les seules recommandations qu'il nous reste à donner sont
d'appliquer la respiration artificielle le plus tôt possible, et d'y
apporter la plus grande persévérance, car l'emploi de ce moyen
doit être continué longtemps, quelquefois deux heures ou trois,
et même plus suivant la dose de curare administrée, en un mot
ant que les battements du cœur sont perceptibles. C'est seulement lorsque l'élimination du poison est presque complète que
l'individu qui n'a point perdu pendant tout ce temps la faculté
de percevoir les sensations extérieures commence à exécuter
quelques mouvements et à respirer spontanément.

Dans les cas légers où la respiration est seulement entravée, l'emploi de l'électricité sur les muscles inspirateurs pourra être aussi de quelque utilité.

6. QUININE.

La quinine ($C^{20} H^{12} Az O^2$) est un alcaloïde que l'on retire de l'écorce du quinquina. C'est une base cristalline, inodore, d'une saveur amère, soluble dans $\frac{1}{400}$ d'eau froide et $\frac{1}{250}$ d'eau bouillante. Elle est très-soluble dans l'alcool et dans l'éther.

Cette substance est rarement employée en médecine dans cet état. On donne la préférence aux sels bien définis qu'elle forme avec les acides, et principalement au sulfate de quinine.

Le sulfate de quinine cristallise en aiguilles blanches, légères, soyeuses et flexibles; il est assez soluble dans l'eau.

Il a été rarement employé en injections sous-cutanées (1). L'observation de M. Schachaud, p. 130 prouve cependant qu'il est très-convenable pour cet emploi; sa dose en injection sous-cutanée est seulement de 0,10 à 0,15 centigr., ce qui constitue une économie précieuse dans certains cas.

7. VERATRINE.

La vératrine ($C^{34} H^{21} Az O^6$) est un alcaloïde que l'on a extrait de la cévadille (*veratrum sabadilla*) et de l'ellébore blanc (*veratrum album*).

C'est une substance cristalline, verdâtre, fusible, insoluble dans l'eau, peu soluble dans l'éther, très-soluble dans l'alcool. Ses sels sont amers, très-vénéneux et assez solubles, le nitrate de vératrine particulièrement.

Le nitrate de vératrine a été injecté par M. Bois, à la dose de 0,0005 et de 0,001 milligr.

Le contact de la solution avec les tissus a occasionné des douleurs très-intenses qui ne se sont calmées qu'au bout de quelques heures. Malgré cela, aucun phénomène inflammatoire local ne s'est manifesté.

Comme cet agent a été employé seulement pour combattre des douleurs névralgiques et rhumatismales, je crois qu'il est préférable de s'en tenir à l'atropine et à la morphine, qui jouissent dans ces cas d'une efficacité plus grande.

(1) *Union,* 1862; M. Craith, *Med. j. and Gaz,* 1862; Neudœrfer Leips.

8. COLCHICINE.

La colchicine, dont la composition est incertaine, est le principe actif contenu dans le colchique d'automne (*colchicum autumnale*); elle cristallise en prismes et en aiguilles incolores solubles dans l'alcool, l'eau et l'éther.

Ses sels sont cristallisables.

Essayée une fois seulement sur un homme atteint de goutte, à la dose de 0,002 milligrammes, elle produisit un effet douloureux et inflammatoire tel qu'on dut y renoncer.

On ne remarqua dans ce cas aucun effet sur la respiration ni sur le pouls.

9. DATURINE.

La daturine (1), jusqu'à présent fort peu employée en médecine, est un alcaloïde que l'on tire du datura stramonium. Elle a été employée un petit nombre de fois par quelques médecins allemands dans des cas d'emphysème pulmonaire, et cela, paraît-il, avec quelque succès. Elle paraît douée de propriétés assez analogues à celles de la belladone. On a administré de 6 à 15 gouttes d'une solution ainsi formulée : 0,05 centigr. de daturine pour 4 gr. d'eau distillée.

Le Dr Lorenz, in *Bremen*, rapporte le fait suivant :

Chez un homme de 60 ans, atteint d'emphysème pulmonaire, il injecta de 6 à 15 gouttes de la solution précédente, et chaque injection fut suivie de soulagement.

Ayant porté la dose à 0,0125 milligr. ($\frac{1}{4}$ de grain) en une fois, le malade éprouva du désordre dans la circulation, l'accélération de la respiration, et un tel malaise qu'il refusa de continuer le remède.

On ne remarqua pas dans ce cas que les pupilles fussent dilatées.

10. PHYSOSTIGMINE OU ESERINE.

La physostigmine est l'alcaloïde de la fève de Calabar. Elle a été employée dans les mêmes cas que la vératrine, mais moins souvent encore que cette dernière; aussi je n'en parle que pour mémoire.

(1) Rezek, *Alg. Wiener med. Zeitung*, 1864.

11. CONINE.

La conine est le principe actif renfermé dans la ciguë (*cicuta virosa*); elle a pour formule : $C^{16}H^{16}Az$. Cet alcaloïde, qui se trouve dans la ciguë fraîche seulement, est liquide, incolore, oléagineux, plus léger que l'eau; sa densité est de 0,89. L'odeur de la conine est pénétrante et désagréable. Elle se résinifie au contact prolongé de l'air; peu soluble dans l'eau, elle est soluble en toutes proportions dans l'alcool et dans l'éther; ses sels sont âcres et incristallisables.

D'après Néga et Christison, son effet se traduit sur l'organisme par un engourdissement général du système musculaire, et la mort survient par asphyxie.

Il est rare d'avoir de la conine parfaitement pure, et son effet varie beaucoup d'intensité, suivant son mode de préparation. D'après Van Hasselt-Henkel, la dose toxique de conine varierait de 1 à 10 grains (0,05 centigr. à 0,50 centigr.), suivant les préparations.

Les propriétés physiologiques de la conine étant peu connues, les quelques essais qui ont été faits de ce médicament sont plus empiriques que rationnels.

Wertheim a employé cette substance comme sédatif dans la fièvre et a trouvé une diminution sensible des pulsations à la dose de 0,001 milligr.

Spengler et Frönmuller la recommandent dans les ophthalmies scrofuleuses pour calmer la photophobie et le blépharospasme. Ils l'emploient de la façon suivante : 0,003 milligr. pour 150 gr. d'eau distillée, trois fois par jour, dans un cuiller à soupe.

Néga, Devay et Guilliermond, se sont bien trouvés de son emploi dans les pseudo-plasmes à la première période, le tubercule, le cancer, la scrofule.

En dernier lieu, Néga l'a vantée dans l'emphysème pulmonaire, la coqueluche et les névralgies.

Lorenz, de Brême, l'a employée pour combattre les phénomènes fébriles des maladies franchement inflammatoires. Il pratiqua sur douze malades atteints de pneumonie des injections de conine étendue d'eau distillée; la plus petite dose, en commençant, fut de 0,001 milligr. , puis de 2, 5, 6, 7 milligr. Les injections furent pratiquées dans la poitrine et le creux de l'estomac une fois par jour. Le plus souvent, une heure après l'injection, diminution de la dyspnée, diminution de la fréquence de la respiration , mais la fréquence du pouls reste la même.

Sur 24 injections faites sur 12 malades, la respiration diminua, dans 16 injections, de 4, 6, 8, 9, 16 respirations. Dans 5 injections, le nombre des respirations resta le même ; dans les trois derniers cas, il augmenta de 2, 4 et 10.

La fréquence du pouls, dans 14 injections, resta la même ; dans 3, il augmenta de 8, 10, 24, et dans 7 il diminua de 6, 8, 16, 24. L'augmentation du pouls et de la respiration fut seulement remarquée 3 fois après la première injection, mais il est probable que c'était le fait de la période croissante de la maladie, car le lendemain l'effet contraire se produisit.

Les injections furent seulement administrées quelques jours pendant la période inflammatoire et cessées ensuite.

La conine employée dans la pleurésie n'a fourni aucun résultat.

Dans l'emphysème pulmonaire, les injections produisent de la diminution de la respiration et du pouls.

Dans aucun de ces cas on n'a remarqué qu'il se produisît de la douleur ou de l'inflammation du tissu sous-cutané au point où les injections furent pratiquées.

12. NICOTINE.

La nicotine ($C^{20}H^{14}Az^2$), découverte par Reimann et Posselt, est le principe actif qu'on retire du tabac (*nicotiana tabacum*). C'est un liquide incolore, devenant brunâtre au contact de l'air, se décomposant facilement; d'une odeur et d'une saveur excessivement âcre et irritante.

Elle est soluble en toute proportion dans l'eau et l'alcool. Ses sels sont déliquescents.

D'après Erlenmeyer (1), elle aurait été employée en injections dans un cas de tétanos, avec un succès surprenant, à la dose de 4 gouttes de la solution suivante : Nicotine, 0,025 milligram.

Eau,   7,   —

(1) Erlenmeyer, *loc. cit.*

13. ACIDE CYANHYDRIQUE.

L'acide cyanhydrique (ou prussique) a été employé par M'Leod (1), en injections, avec succès, dans l'éclampsie.
La dose employée fut de 2 à 6 gouttes.

14. DIGITALINE.

La digitaline, principe actif encore mal défini chimiquement de la digitale (*digitalis purpura*), a été employée également en injections sous-cutanées dans quelques cas de maladies du cœur (2). Cette substance, blanche, difficilement cristallisable, inodore, d'une saveur fort amère, très-peu soluble dans l'eau, $\frac{1}{1000}$ à chaud, assez soluble dans l'éther, est très-soluble dans l'alcool.

1er *cas.* Un malade de 19 ans, atteint d'une hypertrophie du cœur avec insuffisance mitrale, reçut le soir une injection sous-cutanée contenant ($\frac{1}{16}$ de grain) 0,003 milligr. de digitaline ; diminution de 10 à 12 pulsations.

2e *cas.* Une jeune fille de 14 ans, hystérique, et atteinte d'une hypertrophie simple du cœur, ayant 112 pulsations par minute, reçut le soir en injection, pendant plusieurs jours, de 0,002 à 0,006 milligr. de digitaline ; chaque fois on observa une diminution d'environ 20 pulsations.

15. ERGOTINE.

L'ergotine est un corps neutre auquel le seigle ergoté doit son action. Elle est pulvérulente, rouge, brunâtre, insoluble dans l'eau et l'éther, soluble dans l'alcool. Sa saveur est âcre et amère.

M. Eulenburg l'a employée dans un cas de toux convulsive opiniâtre persistant depuis trois mois chez un enfant de 3 ans. Les autres médicaments s'étaient montrés impuissants. On injecta graduellement de la solution suivante :

> Ergotine, 0,10 centigr.
> Alcool rectifié, ⎫
> Glycérine pure, ⎭ ā̄ 4 gramm.

de 6 à 10 gouttes correspondant à 0,003 et 0,006 milligr. d'ergo-

(1) *Medical Times and Gazette.* Mars 1863.
(2) Eulenburg, *Centralblatt. f. d. Med.*, 1864.

6

tine. Ces injections n'étaient pas douloureuses et ne produisirent pas d'effet. On administra alors de plus fortes doses, et une fois il survint des vomissements répétés. Les quintes de toux se trouvèrent adoucies, et surtout les injections faites le soir donnèrent du calme la nuit; cependant une amélioration consécutive ne se produisit point, et on discontinua l'usage du médicament après 11 injections en vingt jours.

16. CAFÉINE ($C^8H^5Az^2O^2$).

La caféine est le principe actif du café; c'est une substance cristallisable en aiguilles soyeuses; elle est soluble dans l'eau, l'alcool et l'éther.

Le citrate de caféine a été employé en Allemagne (2), en solution dans un mélange d'eau et de glycérine : 0,05 de citrate de caféine pour 24 gouttes de glycérine et d'eau.

L'alcaloïde cristallisé en aiguilles, qui se dépose après le refroidissement, doit être chauffé chaque fois légèrement pour le faire dissoudre.

Cette solution a été employée contre les céphalalgies des hystériques et la migraine.

Les injections furent faites à la dose de 1 à 2 centigrammes à la tête.

On remarqua différentes fois une diminution de la douleur; dans les autres cas la dose parut trop faible.

17. TEINTURE DE CHANVRE INDIEN (hachisch).

Hunter a essayé des injections de teinture de hachisch d'après Thamhayn (1). On a fait diverses injections de cette substance dans le tétanos; mais les cas étaient mortels pour la plupart.

Dans un cas de phthisie laryngée où la morphine s'était montrée impuissante, on obtint au moyen des injections de teinture de hachisch, pratiquées chaque soir, un sommeil plus calme et une diminution sensible de la toux et de la douleur.

On se servit de 0,30 centigr. à 0,60 centigr. d'un mélange en parties égales de teinture de hachisch et d'eau distillée. On n'observe pas avec ces doses les phénomènes physiologiques du hachisch.

---

(1) Schmidt's *Jahrbuch.*, n. 112.
(2) Erlenmeyer, *loc. cit.* Eulenburg, *loc. cit*

18. BROME.

Goldsmith (1) (Amérique du Nord) recommande, dans la pourriture d'hôpital, le brome, non-seulement en lotions, mais encore sous forme d'injections hypodermiques, dans les environs de la plaie. Il employa dans chaque injection une goutte de brome, et vit, après un temps de quarante-huit heures, disparaître le caractère spécifique de la plaie.

19. ÉMÉTINE.

On donne le nom d'*émétine* à une substance encore mal définie, qu'on retire de l'ipécacuanha, et à laquelle cette racine paraît devoir ses propriétés vomitives.

Dans un cas de bronchite capillaire intense, où le tartre stibié n'avait pas produit d'effet, on essaya des injections d'émétine qui restèrent également sans résultat.

20. TARTRE STIBIÉ.

Ellinger a essayé, dans deux cas différents sur l'homme, une injection de 0,025 (un demi-grain) de tartre stibié. La solution était au 20e. Peu d'instants après l'administration, il survint un malaise qui alla jusqu'à la syncope et qui fut accompagné de vomissements; mais en même temps il se déclara au bras, où avait été faite l'injection, un phlegmon qui suppura, et une lymphangite remontant jusqu'au creux de l'aisselle.

Le tartre stibié doit donc être banni de la méthode hypodermique.

21. HUILE DE CROTON.

M. le professeur Béhier injecta à la cuisse, dans le but d'obtenir un effet purgatif, quelques gouttes d'huile de croton. L'effet purgatif ne se produisit pas, mais il se développa des accidents locaux inflammatoires qui heureusement furent sans gravité.

22. CHLOROFORME.

Le chloroforme a été employé quelquefois comme anesthé-

(1) *Medical Times and Gazette.* 1863, n. 678.

sique local par des médecins anglais. Il n'a point donné de bons résultats, et a le grave inconvénient d'occasionner l'inflammation des tissus sous-cutanés.

Hunter (1) particulièrement, qui l'avait essayé dans quelques cas, dut renoncer à son emploi.

23. CRÉOSOTE.

Eulenburg, à l'exemple de Rynd, a tenté les injections de morphine en solution dans de la créosote, et il a obtenu les mêmes résultats douloureux et inflammatoires. Voici le fait :

Chez une femme atteinte de névralgie faciale il injecta, à l'angle de la mâchoire, 3 gouttes de solution. A la suite de cette injection, la peau se souleva et il se forma une pustule jaunâtre, de la largeur d'une pièce de 50 c. Le lendemain matin, le voisinage de la pustule était rouge, infiltré et pâteux. L'injection avait causé une très-vive douleur qui disparut au moyen d'applications froides. Après trente-six heures la pustule tomba et fut remplacée par une eschare qui elle-même tomba au bout de cinq jours.

(1) Hunter, *Lancet*, 12 dec. 1863.

TROISIÈME PARTIE

Usage des injections sous-cutanées en thérapeutique.

Dans la première partie de ce travail, j'ai démontré comment la méthode hypodermique l'emporte sur les autres méthodes thérapeutiques, et constitue dans l'art de guérir un progrès réel.

Dans la deuxième partie, nous avons examiné les instruments destinés aux injections sous-cutanées, et la manière de se servir des seringues hypodermiques ; puis nous avons passé en revue toutes les substances médicamenteuses qui ont été injectées jusqu'à ce jour, et décrit avec soin la manière pratique d'employer chacune d'elles.

Il convient de voir dans une troisième partie qui forme le complément de cette monographie, quelles sont les maladies auxquelles la médecine a appliqué la méthode hypodermique. J'apprécierai dans cet examen la valeur de la méthode dans chaque cas particulier, et pour ne point surcharger inutilement ce travail, je serai bref sur les points qui ont déjà fait l'objet de mémoires ou de travaux particuliers. Ceux qui désireraient entrer dans plus de détails pourront consulter avec fruit ces travaux spéciaux que j'indiquerai au fur et à mesure qu'ils se présenteront.

La méthode hypodermique ne constitue encore un moyen curatif souverain que pour quelques affections, et plus spécialement pour celles qui sont sous la dépendance du système nerveux. Mais, dans un grand nombre d'autres maladies, si elle est impuissante à guérir radicalement, elle tient en son pouvoir une ressource des plus précieuses ; elle fournit au médecin la possibilité de combattre avec succès, partout où il se présente, le symptôme douleur dont le malade demande avant tout l'appaisement, et de lui procurer quelques moments de calme et de répit. Non-seulement, en effet, les injections de morphine et d'atropine calment les névralgies, mais encore la toux des phthisiques, les douleurs cancéreuses, etc.

I. — AFFECTIONS DU SYSTÈME NERVEUX.

I. *Névralgies.* — *Traitement des névralgies par la methode hypodermique.*

On peut dire que les névralgies ont donné le jour à la méthode hypodermique, car c'est pour guérir ces affections que Wood fit ses premiers essais.

C'est surtout à M. Béhier, sous le patronage duquel la méthode hypodermique s'introduisit en France, que revient l'honneur d'avoir démontré l'efficacité des injections sous-cutanées de sulfate d'atropine dans le traitement des névralgies, si pauvre jusqu'alors en moyens curatifs efficaces. Son mémoire, lu à l'Académie de médecine, et publié dans le *Bulletin de thérapeutique* (1859), produisit la plus grande sensation. Un de ses élèves, M. le Dr O. Gaudry, a publié sous le titre suivant : *Des injections de sulfate d'atropine dans le traitement des névralgies*, un travail fort étendu que l'on peut trouver dans le recueil de thèses de la Faculté de Paris, 1863.

J'indiquerai donc sommairement les principaux points du traitement des névralgies en renvoyant pour plus de détails aux deux ouvrages mentionnés ci-dessus, et on me permettra de ne citer sur ce point qu'un très-petit nombre d'observations choisies d'ailleurs parmi les plus remarquables.

Les inventeurs de la méthode hypodermique avaient songé d'abord à appliquer au traitement des névralgies la morphine qu'ils considéraient comme le médicament sédatif par excellence, mais ils ne tardèrent pas à s'apercevoir que le sulfate d'atropine donnait aussi de bons résultats.

M. le professeur Béhier démontra clairement l'avantage des injections de sulfate d'atropine dans la guérison des névralgies, et fit voir que cet alcaloïde réussit aussi bien que la morphine pour combattre l'élément douleur.

Le Dr Gaudry, dans son travail sur le traitement des névralgies par les injections de sulfate d'atropine, a relaté un grand

nombre d'observations et exposé toutes les variétés de névralgies qui ont été traitées avec succès par ce médicament. Nous
allons passer en revue les principales.

Névralgies sciatiques. — Les névralgies sciatiques paraissent être
plus tenaces et plus réfractaires au sulfate d'atropine que les autres, ce qui tient peut-être à la profondeur de leur siége qui les
rend moins facilement attaquables. On a noté cependant de nombreux cas de guérison.

OBSERVATION Iʳᵉ. — Sciatique; 4 injections. Guérison en cinq jours.
Such....., 43 ans, relieur, se présente à l'hôpital, le 3 octobre 1864. Il
éprouve depuis un mois (jamais il n'a eu de douleurs auparavant) des
douleurs vives sur le trajet du nerf sciatique gauche; ces douleurs partent
de l'origine du nerf sciatique, et s'irradient vers le creux poplité, principalement vives sur le trajet du nerf poplité.

Il attribue son état à un refroidissement subit après une grande sueur,
suite de fatigues.

Depuis trois jours surtout les douleurs sont très-vives et elles ont un
peu de retentissement sur l'état général; inappétence, langue blanchâtre,
constipation, etc. Les sinapismes, les frictions énergiques à l'alcool cam-
phré sont restés sans efficacité.

Le 3 octobre, injection de 8 gouttes (0,0015) de sulfate d'atropine, à
l'endroit le plus douloureux, à trois travers de doigt au-dessus du creux
poplité, sur le trajet du nerf sciatique. — Amélioration sensible.

Le 4, à la même place, injection de 8 gouttes (0,0015) de sulfate d'a-
tropine; dans la journée, quelques cauchemars, bouche sèche.

Le 5, injection, dans le creux poplité, de 10 gouttes de sulfate d'a-
tropine (0,002). — Mieux sensible. Phénomènes d'intoxication atropique,
maux de tête, sécheresse de la gorge, étourdissement, trouble de la vision,
mais diminution sensible de la douleur.

Le 6, repos.

Le 7. Le mieux a continué, le malade a pu s'asseoir, ce qu'il ne pouvait
faire depuis quinze jours. — Injection de 8 gouttes (0,0015) à la fesse sur
le point d'émergence du nerf sciatique qui est resté douloureux; la douleur
disparaît complétement.

Le 8, le malade marche assez bien, et ne se plaint plus que d'une très-
petite sensation douloureuse de temps à autre. En somme, il se trouve
guéri, et pouvant vaquer à ses occupations, se tenir debout, marcher et
s'asseoir librement, il demande à sortir de l'hôpital.

Au mois de décembre suivant la guérison ne s'était pas démentie.

Cette observation offre un exemple remarquable de sciatique

parfaitement définie, aiguë pour ainsi dire, avec des points douloureux très-nets, et de l'empire que possède, dans ces cas, le
sulfate d'atropine. Je vais donner en regard un de ces cas de sciatique ancienne, chronique, sans siége bien précis, et traitée avec
insuccès par l'injection de sulfate d'atropine. Ce sont en général
ces cas qui n'offrent point une marche franche, et des caractères
bien définis, qui sont réfractaires à l'action du médicament.

On remarquera aussi, dans l'observation précédente, qu'il n'est
point nécessaire, pour obtenir des résultats efficaces, de pousser
l'administration du sulfate d'atropine jusqu'aux doses toxiques.

Je donnerai d'abord pour mieux mettre en lumière cette vérité
une autre observation de sciatique traitée par de hautes doses et
guérie également.

Obs. II.—Sciatique à gauche; 2 injections. Guérison. Led..... (Clovis),
40 ans, coiffeur, entre à l'hôpital Beaujon le 12 avril. Ce malade se plaint
d'une vive douleur occupant toute l'épaisseur de la cuisse gauche; la
pression ne peut être tolérée au niveau de l'ischion, du pli de l'aine, à la
partie externe du genou, le long de la jambe, et surtout en arrière de la
malléole externe.

Le 14 avril, injection de 15 gouttes (0,003) de sulfate d'atropine au pli
fessier.

Peu de temps après, le malade éprouve des étourdissements, des étouf-
fements, une sécheresse du pharynx très-prononcée; la vue est trouble,
la miction est difficile jusqu'au soir. Nausées et même vomissements de
matières alimentaires ingérées sans doute le matin.

La douleur est beaucoup diminuée, et perd de son acuité jusqu'au
24 avril.

Le 24, le malade se plaint d'une sensation très-pénible au niveau de
l'angle interne de la rotule; à ce point, une injection de 20 gouttes de
solution (0,004) de sulfate d'atropine est pratiquée et suivie de vomissements qui persistent tout le jour, de délire, de brouillard dans la vue, de
sécheresse et d'empâtement du pharynx.

Le malade est aussitôt soulagé, la douleur peu à peu diminue, et trois
jours après, il sort guéri.

Voici un de ces cas où la dose de sulfate d'atropine a été poussée jusqu'au superflu, et où probablement l'effet médicamenteux
se fût produit avec une dose plus faible; or l'inconvénient de
dépasser le but, dans ce cas, est d'amener des accidents atropiques
considérables qui, pour se dissiper habituellement d'eux-mêmes,
n'en sont pas moins très·désagréables pour le malade, très-

effrayants pour les personnes qui l'entourent, et inquiétants même quelquefois pour le médecin. Or les doses de 5, 6, 7 milligrammes sont dans ce cas et deviendraient même toxiques dans certaines circonstances. Je le répète, on ne saurait employer l'atropine avec trop de ménagement, à cause de sa grande activité. Nous reviendrons d'ailleurs sur ce point en terminant le chapitre des névralgies.

Voyons maintenant un exemple de sciatique traitée sans succès par le sulfate d'atropine.

Obs. III. — *Sciatique; quatre injections : résultat nul.* — L..., 33 ans, journalier. Entré le 22 décembre, ce malade, depuis quinze mois, ressent dans les jambes et dans les reins des douleurs qu'il attribue à la fatigue. Ces douleurs, presque nulles à la pression, se produisent spontanément dans tout le membre abdominal.

Le 29. Injection de $0,003^{mm}$ dans la région lombaire. La douleur est un peu soulagée. Des étourdissements, des éblouissements, des troubles de la vision, de la sécheresse du pharynx, sont les seuls phénomènes d'intoxication à noter.

Le 30. Diminuées dans les reins, les douleurs ont augmenté dans la cuisse gauche et les jambes. Injection de $0,006^{mm}$ à la partie supérieure et externe de la cuisse. Aussitôt se manifestent de l'agitation, dans la jambe droite surtout, quelques nausées, quelques troubles visuels, puis, vers midi, du délire; le malade se lève, prend ses vêtements, cherche à mettre ses jambes dans son tricot, etc., puis se recouche tranquille.

Le 31. Ce matin, la vue est encore brouillée. Les douleurs sont un peu moins fortes.

1er et 2 janvier 1860. Les accès douloureux sont plus rares.

Le 3. Injection de $0,006^{mm}$ dans la région des lombes, où est reparue la douleur.

Le 5 Le malade se lève, marche un peu. Mais bientôt il reprend le lit; les douleurs ont reparu tout aussi vives qu'autrefois. Injection de $0,003^{m}$ dans la fesse. Un peu d'étourdissements, de la sécheresse du pharynx succèdent à l'injection; mais la douleur reste la même.

Le 7. Le malade sort dans un état de souffrance qui ne s'est nullement amélioré.

L'observation que je viens de rapporter est remarquable par les hautes doses d'atropine employées, ce qui n'a nullement amené la guérison du malade. Ce genre de douleurs appartient évidemment à une classe de sciatiques mal définies et accompagnées sans doute d'autres troubles fonctionnels que les sciatiques ordinaires.

Sur 39 cas de sciatique que le Dr Gaudry a rassemblés dans sa thèse, il a observé :

19 guérisons,

14 améliorations,

et 6 résultats nuls.

On voit, par ce relevé, dans quelle proportion considérable la méthode hypodermique guérit et soulage les névralgies sciatiques, qui sont certainement les plus tenaces de toutes les névralgies.

Névralgies crurales et *lumbago.* — Les névralgies crurales et le lumbago (1) sont des affections qui cèdent assez facilement aux injections de sulfate d'atropine et de chlorhydrate de morphine.

Névralgies intercostales.—Les névralgies intercostales, de quelque nature qu'elles soient, cèdent facilement aux injections de sulfate d'atropine.

Sur les 36 cas recueillis par le Dr Gaudry dans le travail déjà cité, on remarque 23 guérisons et 10 améliorations. Le plus souvent le résultat fut obtenu soit immédiatement, soit dans la journée.

J'en dirai autant des névralgies cervico-brachiales (2) et cervico-occipitales.

Douleurs rhumatoïdes. — Les douleurs rhumatoïdes sont du nombre de celles qui cèdent avec la plus grande facilité à l'action héroïque du sulfate d'atropine.

Sur 18 observations mentionnées par le Dr Gaudry, il y eut 10 fois guérison immédiate, 6 fois amélioration; dans 2 cas seulement le médicament resta sans action.

Obs. I. — Jules P..., 42 ans, serrurier, se présente à la consultation le 10 novembre 1859. Depuis quatre jours, cet homme, d'un tempérament sanguin et d'une constitution robuste, est pris de douleurs occupant les muscles de l'épaule, de la région scapulaire, pectorale et cervicale du côté gauche. Les mouvements du bras, de la tête, du thorax provoquent d'intolérables souffrances. Couché, le malade ne peut se relever. Toute espèce d'effort lui est impossible. La pression ne détermine qu'une douleur peu vive. La fatigue de la forge est peut-être cause de ces accidents.

(1) Jarotzky und Zülzer. Med. Hall, n. 21, 1861.
(2) Vollez. *Spitalszeitung*, n. 34, 1863.

Une injection de 0,002ᵐᵐ dans la masse des muscles de la gouttière vertébrale n'amène aucun des phénomènes de l'intoxication. La piqûre a été très-douloureuse.

11 novembre. Ce matin, la douleur est moins vive ; le sommeil, à peine possible les autres nuits, a été très-bon. Le malade pourrait reprendre son travail tant ses souffrances sont diminuées. Une seconde injection de 0,002ᵐᵐ est pratiquée au même niveau.

Le 13. Le mal a complétement disparu.

Obs. II. — *Rhumatisme du deltoïde droit. Guérison.* — Ch..., 43 ans, employé. Depuis longtemps il souffre d'une douleur occupant le bras droit, vive surtout au niveau du deltoïde ; il ne peut ni travailler ni même s'habiller. Cause inconnue ; cependant la douleur est venue à la suite de temps humides.

25 juillet. Injection de 0,002ᵐᵐ d'atropine dans le deltoïde droit.

Le 26. Les mouvements du bras sont un peu plus faciles ; la douleur est bornée aux faisceaux internes du muscle, dans lesquels on porte l'injection. L'opération provoque des contractions fibrillaires dans les faisceaux piqués et de petits mouvements convulsifs dans le bras. Le malade eut un très-mauvais goût dans la bouche. La face fut injectée, et la lecture devint impossible.

Le 27. Les mouvements sont devenus très-naturels. La guérison est complète.

Névralgies faciales. — Les cas de névralgie faciale guéris par les injections de sulfate d'atropine sont également nombreux. Et ce mode de traitement réussit quelquefois dans des cas rebelles à toutes les autres médications.

Voici une observation de névralgie faciale.

Obs. — *Névralgie faciale ; guérison en trois jours ; 4 injections.* — H..... (Pascal), 70 ans, menuisier. Tempérament sanguin, constitution forte.

Ce malade se présente à la consultation le 23 juin ; depuis trois jours, à la suite d'un chaud et froid, il ressent, dans toute la moitié gauche de la face, une forte douleur qu'exaspère encore l'introduction dans la bouche du moindre aliment, du moindre liquide froid. — Cette douleur occupe également une partie du cuir chevelu.

0,002 ᵐᵐ d'atropine sont introduits, sous la peau, au niveau du trou sous-malaire. — Ce qui, chez ce malade, détermine pendant la miction une cuisson légère et l'émission d'un liquide rouge et épais. — De plus, il accuse une grande sécheresse dans la bouche. — Le soulagement qu'il ressent en même temps lui permet de goûter quelque repos.

Le 24. La pression provoque encore des douleurs au niveau du trou malaire, du trou sus-orbitaire et du trou mentonnier ; sur ce dernier point, une nouvelle injection de 0,002ᵐᵐ est pratiquée, et une autre de 0,001 également, au point sus-orbitaire.

Le 25. On mentionnait seulement la persistance de quelques douleurs au point mentonnier, et l'on y injectait 0,002ᵐᵐ de la solution pour ainsi compléter la guérison. — Le malade ne revint pas à la consultation. Avant la dernière injection, il se regardait comme guéri.

Névralgies dentaires. — Je connais peu d'exemples de névralgies dentaires traitées par la méthode hypodermique. En voici cependant un qui est très-remarquable et qui a été recueilli par M. H. Liouville, interne des hôpitaux.

Obs. — *Névralgie dentaire ; une injection : guérison.* — Le 28 novembre 1864, la domestique du directeur de l'hôpital Cochin, jeune fille de 20 ans, souffrait, depuis quatre ou cinq jours, de douleurs très-vives dans tout le côté droit de la figure, depuis l'oreille jusqu'au menton, douleurs vagues, avec quelques points plus sensibles à la pression vers la tempe, vers la moitié moyenne du maxillaire inférieur.

Ayant cru à une douleur occasionnée par la carie, elle se décide à se faire arracher une dent, mais aucune ne paraissait gâtée, et on ne veut pas lui en extraire.

Elle demande à être soulagée. Depuis trois nuits elle ne dort pas, dit souffrir extrêmement, mais cependant peut encore vaquer à son service. Injection de 0,001ᵐᵐ de sulfate d'atropine à l'angle du maxillaire inférieur, piqûre un peu douloureuse par suite de l'appréhension de la malade, très-effrayée de la petite opération. Dit qu'elle ressent quelques effets de suite.

Le 29 octobre. La malade a reposé tranquillement pour la première fois depuis plusieurs nuits, et même elle a dormi. Plus de douleur de la joue, un reste de retentissement douloureux dans les dents, douleurs vaguement indiquées, du reste.

Le mieux se maintient.

Cette observation montre une névralgie du nerf maxillaire inférieur, parfaitement caractérisée par la douleur à la tempe, et guérie radicalement par une seule injection.

Névralgies sus-orbitaires. — Ces névralgies sont dans le même cas que les précédentes. En voici une observation.

Obs. — *Guérison en une seule injection.* — Cette observation est un exemple assez remarquable de névralgie liée à un état chlorotique déjà ancien, et guérie, en dehors de tout traitement général, par une seule injection de sulfate d'atropine. On ne recourut qu'après cette tentative à l'emploi des ferrugineux.

Rose P....., 17 ans, couturière, d'un tempérament lymphatique et d'une constitution assez bonne, entre dans le service de M. Béhier, le 30 octobre.

Elle présente tous les signes de la chlorose bien confirmée. Depuis trois ans, elle est prise fréquemment de douleurs de tête; dans les premiers temps, la vue disparaissait, l'œil pleurait, et la malade éprouvait dans la région frontale une sensation rappelant celle que ferait ressentir un choc violent dans la même région; puis, peu à peu, la douleur se limita à la région sourcilière gauche; la pression exercée au niveau du trou sus-orbitaire devint très-douloureuse, et les variations de température se firent sentir par une recrudescence dans les accès douloureux.

31 octobre. On introduit sous le derme 0,002^{mm} d'atropine, au niveau de l'émergence du nerf frontal. La malade, presque aussitôt, éprouve tous les symptômes de l'ivresse : la tête s'appesantit, le visage se congestionne, la vue se trouble. La déglutition est presque impossible. Vers six heures du soir, le calme se rétablit.

La douleur, avant même l'apparition de ces accidents, avait disparu, au grand étonnement et surtout à la grande joie de la malade.

Cette jeune fille, soumise au traitement ferrugineux à cause de son état chlorotique, demeura quelque temps encore dans les salles, et nous permit ainsi de constater la stabilité du résultat.

Tels sont les résultats obtenus par la méthode hypodermique dans le traitement des névralgies.

Examinons maintenant les règles de l'administration de l'atropine dans les névralgies et les indications spéciales que nous pouvons retirer des observations rapportées ci-dessus.

Et d'abord pour la dose de sulfate d'atropine à administrer. Nous avons vu qu'en général la dose de sulfate d'atropine employée varie de 1 à 3 milligrammes. On peut cependant la dépasser et aller jusqu'à 4, 5, 6 et 7 milligrammes. Dans ce cas les phénomènes d'intoxication atropique peuvent devenir considérables surtout si l'on administre ces doses d'emblée. Mais il n'y a point ordinairement nécessité dans le traitement des névralgies de recourir à de hautes doses. C'est en vain qu'on les emploie lorsque la maladie est réfractaire, on ne détruit point la résistance qu'elle oppose au médicament.

L'habitude défectueuse où sont les auteurs de noter dans leurs observations la quantité de médicament injectée par le nombre de gouttes ou de demi-tours est cause qu'il est souvent difficile d'évaluer exactement les doses qu'ils ont employées. C'est ainsi qu'il faut expliquer les doses exagérées de sulfate d'atropine qu'aurait injecté M. Gourty, 0,01 cent. environ.

On doit toujours avoir soin, dans les observations, de dire injection de 0,002 milligrammes , je suppose, et non injection de

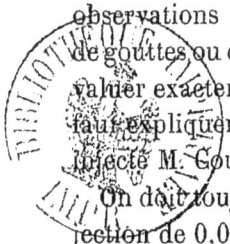

10 gouttes. Le seul instrument avec lequel on puisse sans inconvénient compter par gouttes est la seringue décimale hypodermique, puisque dans cet instrument la valeur de la goutte est
toujours exactement de 0,05 cent.

Enfin, à moins qu'il n'y ait pour le médecin une indication
spéciale d'agir énergiquement, il faut aller progressivement dans
l'administration du sulfate d'atropine.

Quant au lieu de l'injection, son choix est de la plus grande
importance dans le traitement des névralgies; si l'on veut assurer à la méthode hypodermique le succès qu'on est en droit
d'en attendre, il faut appliquer le remède le plus près possible
du mal. Or le médecin doit rechercher avec le plus grand soin
quel est le point douloureux de la névralgie qu'il veut traiter, et
il ne saurait là-dessus interroger trop le malade, et non-seulement
lui faire indiquer avec la main le point ou les points douloureux,
mais s'assurer lui-même, en se guidant sur les connaissances que
lui donne l'anatomie, de l'état où se trouve le point d'émergence
des nerfs dans la région affectée.

. Quand on a fait cette recherche, il faut enfoncer directement
sur le nerf malade l'extrémité de l'aiguille. C'est à cette condition qu'est attaché le succès, car, dans ces cas, la méthode hypodermique n'est rien autre chose qu'un mode de traitement local,
et s'il était possible d'employer une dose suffisante pour agir localement, mais assez faible pour ne pas déterminer de phénomènes généraux, il y a tout lieu de penser que la douleur n'en
guérirait pas moins bien.

Y a-t-il des précautions à prendre dans l'administration du sulfate d'atropine, et quels sont les accidents qui peuvent se présenter?

Le seul accident à redouter est l'intoxication atropique qui,
comme nous l'avons vu, n'a aucune gravité quand les doses sont
faibles, et qu'il est même difficile d'éviter complétement. Il n'y a
rien dans ces phénomènes qui doive effrayer le médecin : il peut,
lorsqu'il aura quelque raison de penser, par la dose injectée, qu'il
surviendra des accidents, en prévenir le malade et son entourage,
afin que ceux-ci ne soient point troublés, en son absence, de
voir un peu de délire, d'agitation, etc.

Si, pour un motif ou pour un autre, ces phénomènes d'intoxication prenaient de la gravité, et que le médecin se décidât à les combattre, il doit toujours avoir présent à l'esprit l'effet salutaire qu'exerce la morphine dans ce cas.

M. le professeur Béhier a fait sur ce sujet de nombreuses recherches fort intéressantes, desquelles il résulte que si on administre de l'opium à un malade auquel on a injecté une forte dose d'atropine, l'effet antidouloureux se produit, et les phénomènes toxiques de l'atropine n'apparaissent point ou très-peu. Voici une de ces observations qui est une des plus remarquables :

Obs. — *Sciatique double attribuée à l'humidité ; guérison en 7 jours, après 5 injections. Essai de l'opium comme antidote de l'atropine.* — Arn..., 32 ans. Lit n° 3, salle Sainte-Monique. Entrée le 3 novembre. Tempérament sanguin, constitution forte. Exposée aux refroidissements et à l'humidité.

Elle accuse de vives douleurs dans la région lombaire, descendant dans les hanches, gagnant la région fessière de l'un et de l'autre côté, s'irradiant dans les deux cuisses, plus violentes dans la cuisse droite ; elles contournent la jambe au niveau de la tête du péroné, et s'arrêtent vers la partie moyenne de chaque mollet.

5 novembre. 0,007^{mm} sont injectés dans dans la région lombaire, et, immédiatement après, on administre à la malade 10 centigrammes d'extrait aqueux thébaïque. On vit pourtant se produire des étourdissements, des nausées, de la toux, de la sécheresse de la gorge. Mais bientôt survint le sommeil, et tout jour se passa dans l'assoupissement ; sur le soir il y eut quelques hallucinations.

La douleur, conservant la même étendue, perdit de son intensité, laquelle, le lendemain, était moindre encore.

Le 7. 0,006^{mm} sont introduites dans la masse fessière et 2 pilules d'opium (de 0,05 chaque) sont prescrites.

La malade, tout le jour, battit la campagne, et ressentit une grande sécheresse dans la bouche. Les douleurs ont disparu, excepté dans les lombes.

Le 8. 0,004^{mm} sont injectées à la base du sacrum, et l'on continue les 10 centigrammes d'opium. Cette injection n'eut aucun résultat comme absorption, mais elle chassa la douleur de la région lombaire.

Le 9. La hanche droite est encore douloureuse, ce qui nécessite l'injection de 0,004^{mm} d'atropine au niveau de l'épine antéro-supérieure. La malade est prise d'un délire assez gai. Elle éprouve beaucoup de difficultés pour uriner. La douleur se fait sentir dans la hanche gauche, après avoir diminué du côté opposé.

Le toucher comme les mouvements sont très-douloureux dans cette région ; 0,004 d'atropine y sont introduits, et 10 centigrammes d'opium sont donnés en deux fois à la malade, le 11 dans la journée. Malgré cela, cependant on vit se manifester les phénomènes atropiques suivants : sécheresse de la bouche, vue brouillée, même encore le lendemain, pupilles dilatées, congestion faciale, céphalalgie assez forte. Excepté les troubles de la vision, tous ces accidents étaient dissipés à quatre heures du soir.

Le 12. La pression, la marche, les mouvements, se font sans peine ; il ne reste aucun indice de souffrance.

Le 13. La vue est encore un peu trouble.

Le 16. Les douleurs n'ont pas reparu. Exeat.

Si donc le médecin avait à combattre des accidents graves d'intoxication, il devrait recourir à l'emploi des sels de morphine, soit à l'intérieur, soit préférablement par la méthode hypodermique qui agit plus sûrement, plus rapidement et avec plus d'énergie.

On pourrait donc injecter, dans le tissu cellulaire, 5 milligr. 10, ou même 15 milligr. de chlorhydrate de morphine, qui seraient assurément suffisants pour combattre tous les phénomènes, quelque effrayants qu'ils soient.

Quant aux précautions que le médecin doit prendre dans le traitement des névralgies par le sulfate d'atropine, comme on peut d'habitude dans une névralgie choisir son moment pour administrer le médicament, il est bon de ne pratiquer l'injection qu'à une distance assez éloignée des repas, pour que le malade puisse être considéré comme à jeun. Si on néglige cette précaution, comme cela s'est fait quelquefois à la consultation qui a lieu dans les hôpitaux, on s'expose à produire le vomissement des matières alimentaires ingérées.

Il faut en outre faire attention à ne pas trop rapprocher les injections, car le sulfate d'atropine semble s'éliminer avec lenteur, et on pourrait, en agissant ainsi, enter les effets de la seconde sur ceux de la première et occasionner des accidents. Il faut attendre, pour pratiquer une seconde injection, que les effets physiologiques de la première aient complétement disparu, ce qui a lieu en général du matin au soir. On ne doit donc pas faire plus de deux injections par jour.

Les sujets qui ont un tempérament franchement accusé paraissent plus sensibles à l'action de l'atropine. Les enfants ainsi
que les femmes y sont également très-impressionnables.

Le sulfate d'atropine n'est pas le seul agent que l'on ait employé dans le traitement des névralgies par la méthode hypodermique.

Le chloroforme, la morphine, l'aconitine et la fève de Calabar
ont été également employés.

Le chloroforme a l'inconvénient, quand on l'introduit dans le
tissu cellulaire sous-cutané, d'occasionner des phénomènes inflammatoires que la méthode hypodermique doit éviter avant
tout. Je ne sache pas d'ailleurs que dans les quelques cas où on
l'a employé on ait retiré de son emploi une action calmante bien
prononcée.

Les sels de morphine ont été très-employés, surtout en Angleterre. Ils donnent également de bons résultats contre les névralgies, et leur action est moins active que celle du sulfate d'atropine, ce qui permet de les employer à des doses plus élevées,
c'est-à-dire de 5, 10, 15 milligrammes, 0,02 cent. Toutefois il sera
prudent de ne pas atteindre dès le début cette dernière dose que
l'on peut facilement dépasser lorsque l'accoutumance a eu lieu.
C'est au médecin a essayer et à être juge de l'opportunité de
leur emploi dans les cas où le sulfate d'atropine est resté inactif.

M. Gubler a essayé également contre les névralgies l'aconitine.
Je renvoie pour ces essais qui n'ont point encore été assez répétés
au mémoire que ce médecin a publié. Il nous semble difficile
toutefois de voir dans cette dernière substance un médicament
qui puisse se placer sur la même ligne que le sulfate d'atropine
et le chlorhydrate de morphine, n'eût-il contre lui que l'infério-
rité très-réelle de n'être soluble que dans l'alcool.

TRAITEMENT DU TÉTANOS.

Nous abordons ici le traitement d'une maladie contre laquelle
la médecine n'a point eu de remède jusqu'à ces derniers temps.
Il n'est point peut-être de médicament qui n'ait été préconisé,
de ressources thérapeutiques qui n'aient été imaginées contre le
tétanos.

7

Au moment où la méthode hypodermique apparut, l'on sentit immédiatement les avantages que l'on en pouvait tirer dans le traitement de cette affection. Deux médicaments surtout furent mis en usage par la voie des injections sous-cutanées, le curare et le sulfate d'atropine.

Le curare. — Lorsque les premiers essais de cette substance furent tentés, elle était connue d'un très-petit nombre de personnes seulement, et regardée par les autres comme un poison mortel, dont l'action mystérieuse devait être bannie de la thérapeutique. Voilà ce qui explique l'ardeur avec laquelle elle fut combattue par des praticiens distingués, mais imbus de préjugés sur ce point. Aujourd'hui que les travaux d'un des plus illustres physiologistes ont jeté un vif éclat sur le curare, et que l'on connaît son action sur l'organisme, beaucoup mieux qu'on ne connaît celle d'une infinité de médicaments dont on se sert journellement, il est permis de le regarder comme une des conquêtes précieuses que la médecine fait de loin en loin. Le curare est certainement appelé à jouer un rôle important en thérapeutique, et principalement dans l'affection qui nous occupe.

M. Vella, chirurgien distingué de Turin, qui avait assisté à une partie des recherches faites au Collége de France par M. Cl. Bernard, avait été frappé, ainsi que tous les expérimentateurs, de l'état de relâchement dans lequel le curare met le système musculaire, relâchement qui est un des traits les plus saillants de l'action de cette substance sur l'économie. Dès cette époque, sans doute, il conçut l'idée que le curare pouvait, grâce à sa propriété de paralyser le système nerveux moteur, jouer un rôle important en thérapeutique, principalement dans le traitement des affections qui, comme le tétanos, semblent être sous la dépendance de cette partie du système nerveux. Guidé par ces idées et se trouvant chargé, à l'époque de la guerre d'Italie (1859), d'une ambulance dans laquelle étaient un certain nombre de blessés atteints de tétanos, M. Vella appliqua à un de ses malades le curare et obtint un succès complet. Voici le résumé de cette observation remarquable, que j'ai cru devoir donner à cause de sa célébrité, et parce qu'elle est le point de départ de tous les essais qui ont été tentés dans ce sens.

Observation Ire. Le sujet était un sergent du 41e de ligne, âgé de 35 ans, blessé le 4 juin 1859 à la bataille de Magenta par un coup de balle au pied droit, qui avait produit une fracture incomplète du premier métatarsien, avec lacération des tendons et des parties environnantes.

Le malade entra à l'hôpital militaire français de Turin le 10 juin, n'ayant encore reçu d'autres soins que de simples pansements avec de l'eau fraîche.

Le 13 on fit l'extraction de la balle, ce qui procura un grand soulagement,

Le 16 (12e jour de la blessure), il éprouva un peu de roideur du cou avec difficulté de mouvoir la mâchoire et la tête, ainsi que quelques convulsions passagères.

Le 17 la mâchoire était fortement serrée, et par moments le malade ne pouvait ouvrir la bouche.

Enfin, le 18 au matin, M. Vella reconnut avec tous les médecins de l'hôpital que ce malade était atteint d'un tétanos général bien caractérisé.

L'état du malade était si grave que M. Vella crut devoir d'abord le saigner pour combattre l'asphyxie dont il était menacé; ensuite, après avoir débridé la plaie, il lui administra une potion fortement laudanisée qui ne produisit aucun effet.

Dans l'après-midi, il se décida à l'application du curare sur la plaie. La dose fut d'abord de 0,10 c. pour 40 gr. d'eau, mais elle fut portée en augmentant successivement jusqu'à 1 gr. sur 80 gr. d'eau. Après trois quarts d'heure, et quand la quantité du curare était plus forte, après une demi-heure, chaque application était suivie d'une diminution de la rigidité tétanique, ensuite d'un relâchement musculaire si complet que le malade pouvait immédiatement boire, prendre quelques soupes, uriner, s'asseoir sur son lit, etc.

Quand l'action du curare était finie, la jambe droite (celle blessée) était toujours la première à éprouver les secousses tétaniques qui dans le commencement reparaissaient avec toute leur violence. Dans les trois premiers jours de ce traitement, l'absorption par la plaie suffisait pour produire le relâchement musculaire et le calme général dont il vient d'être question. Après cette époque, M. Vella posa un premier vésicatoire sur la cuisse, et le huitième jour le répéta afin d'avoir une large surface absorbante. Pendant quatre jours les pansements étant renouvelés toutes les trois heures, ensuite toutes les cinq heures jusqu'au douzième jour où ils furent réduits à 3 et même à 2 dans les vingt-quatre heures. La blessure du pied et les plaies des vésicatoires ne souffraient nullement de l'application du curare; au contraire, leur cicatrisation marcha très-vite.

En résumé le curare qui pendant les premiers huit jours parvenait à éloigner constamment les accès, en diminuant progressivement leur intensité, a fini par les faire disparaître entièrement; et le 10 juillet le malade quittait pour la première fois le lit sans éprouver aucune secousse convulsive.

Le 15 il sortit pendant une heure, et le 25 il quitta l'hôpital, se rendant en France complétement guéri.

Tel est le premier exemple d'administration du curare chez l'homme. Cette observation, publiée quelque temps après, eut un immense retentissement dans le monde scientifique, et de toutes parts on se mit à traiter le tétanos par le curare.

Le succès ne répondit point à l'attente générale, et bientôt ce médicament tomba en discrédit; mais, disons-le tout de suite, le curare était une substance nouvelle, les expérimentateurs l'essayèrent empiriquement, sans connaître ses effets physiologiques, l'appliquèrent mal et n'en éprouvèrent que des insuccès, ce qui devait arriver dans de pareilles conjonctures.

Néanmoins il est certain que le curare, convenablement employé, fait cesser la rigidité tétanique, comme cela eut lieu dans le cas ci-dessus et comme on le verra encore plus nettement dans quelques-unes des observations suivantes, et je ferai voir, chemin faisant, en rapportant les principaux faits publiés, que dans la plupart des cas le médicament fut fort mal administré.

Les expérimentateurs ne firent point attention que le curare est un médicament dont l'action est rapide et fugitive, parce qu'il s'élimine vite, que par conséquent, si, après avoir administré une dose restée sans résultat, on en administre une seconde quelques heures après, on ne doit presque pas compter sur ce qui pourrait rester de la première dose en calculant l'effet de la seconde.

En second lieu, la crainte de ce médicament peu connu, et entouré par cela même d'un certain prestige, fut une cause de timidité extrême dans les essais qui furent tentés, timidité que je suis loin de blâmer, mais qui ne fut pas moins la cause la plus ordinaire des insuccès.

Enfin, dans quelques cas, la mauvaise qualité du curare employé peut expliquer parfaitement l'inaction du médicament.

Je me suis étendu longuement, dans la IIe partie de ce travail, sur tous ces points de l'histoire du curare et sur les conditions dans lesquelles doit se placer l'expérimentateur; je serai donc bref sur ce sujet, renvoyant pour tous ces détails à la page indiquée ci-dessus.

Je vais exposer les principaux faits d'administration du curare, ceux dont le médecin peut retirer quelque fruit, en faisant ressortir ce qu'ils présentent de défectueux et d'intéressant.

Voici d'abord deux observations qui, bien que données sans beaucoup de détails, sont parfaitement concluantes, parce que l'on n'a pas craint de pousser l'effet du curare aussi loin que possible.

Observation II. — M. Sevell professeur au collége vétérinaire, témoin du relâchement complet de tous les muscles du mouvement volontaire chez les animaux empoisonnés par le curare, eut l'idée d'essayer l'inoculation de ce poison comme traitement du tétanos, puisqu'au moyen de la respiration artificielle il était certain de ramener à la vie l'animal empoisonné.

A. Un cheval fut affecté d'une grave attaque de tétanos et de trismus. La bouche étant trop fortement serrée pour permettre l'introduction de toute nourriture et de tout médicament, il fut inoculé dans la partie charnue de l'épaule avec une flèche enduite de curare : en 10 minutes il parut mort. La respiration artificielle fut immédiatement employée et au bout de quatre heures environ, l'animal revint à la vie. Il se releva, parut parfaitement guéri, et mangea une grande quantité de grains et de fourrage dont il avait été trop abondamment pourvu.

La conséquence fut une distension exagérée de l'estomac dont il mourut le jour suivant, sans avoir eu le plus léger retour des symptômes tétaniques.

B. Un âne fut amené au collége vétérinaire, en proie à une attaque de tétanos de la forme la plus grave. L'animal était très-amaigri apparemment, par suite d'un travail pénible et d'une nourriture insuffisante. Étant incapable de marcher, on l'avait amené dans une charrette. La maladie datait de quarante-huit heures. Le curare fut administré comme dans le premier cas avec le même résultat. La respiration artificielle produisit le retour à la vie, environ dans le même espace de temps. Cependant l'irritation prolongée causée par la maladie avait amené un trop grand épuisement du système nerveux pour permettre chez un sujet aussi débilité un retour de forces suffisantes pour qu'il pût se relever. Néanmoins, la maladie avait entièrement disparu, et pendant vingt-sept heures il fut capable de prendre un peu de nourriture; à la fin de ce temps, il mourut sans avoir manifesté un seul symptôme tétanique depuis l'inoculation du curare.

Obs. III. (de M. Manec). *Tétanos traumatique traité par les injections de curare; insuccès.* — Il s'agit d'un malade âgé de 39 ans, ayant reçu le 6 septembre 1859 un coup de timon de voiture qui avait fracturé l'omoplate droite et occasionné une chute suivie de fracture de l'avant-bras du même côté. Amené à l'hôpital le 7 (Charité, salle Sainte-Vierge, 11), dans la nuit du 9 au 10 les symptômes du tétanos se déclarent, et le 10 la maladie est parfaitement caractérisée.

M. Vulpian, conjointement avec M. Manec, se décident à administrer le curare.

On fait une incision de 1 centimètre et demi avec une lancette à la partie moyenne du bras gauche, et à 2 h. 45' lorsque le sang est à peu près arrêté, on laisse couler dans la plaie 2 gouttes d'une solution aqueuse de curare contenant un demi-milligramme par goutte.

A 2 h. 55' 2 nouvelles gouttes de la même solution sont introduites dans la plaie ; pas de résultat.

A 3 heures on fait une nouvelle plaie de 1 centimètre et demi à la région antéro-supérieure du thorax, à 3 centimètres au-dessous de la clavicule gauche ; à 3 h. 15' une goutte de solution contenant un demi-centigramme par goutte est placée dans la plaie du bras ; à 3 h. 30' une goutte de la même solution est introduite de nouveau dans plaie thoracique. Aucune amélioration. A 3 h. 40', dans la plaie du bras, on place une petite boulette de curare pesant 0,025^{mm}. Pas de changement. A 4 h. 20' le malade est pris d'un accès convulsif assez violent ; à 4 h. 37' nouvel accès. Les accès se multiplient et se rapprochent. A 4 h. 55' un granule de 0,025^{mm} est placé dans la plaie thoracique. Pas d'amélioration ; les accès continuent.

A 5 h. 12', avec la seringue à injections sous-cutanées, on introduit dans le tissu cellulaire de la région sus-claviculaire droite 5 gouttes d'une solution aqueuse de 0,20 cent. de curare dans 1 gramme d'eau.

A 6 h. 53' on injecte 5 gouttes de la même solution dans la région sus-claviculaire gauche. Aucune amélioration ; l'opisthotonos est de plus en plus prononcé, toute la région lombaire est prise, les accès se multiplient de plus en plus.

Depuis le commencement du traitement, il n'y a eu aucune rémission dans les convulsions tétaniques des muscles du cou. A 8 heures, injection dans la région sus-claviculaire droite de 10 gouttes de la dernière solution ; de 8 à 9 heures, les accès ne cessent pas, de quinze en quinze minutes il y a des crises beaucoup plus violentes ; à 10 h. 15' le malade meurt.

En somme, depuis 2 h. 45' jusqu'à 8 heures, on a donné au malade 0,27 cent. de curare, mais toute cette quantité n'a pas été absorbée ; il faut compter au moins 8 ou 10 centigrammes de perte, et pendant toute la durée du traitement, on n'a pu constater aucune amélioration.

En présence de ces faits, M. Vulpian essaye le curare employé.

1re *expérience* : un chien de forte taille, 51 livres ; dans le tissu cellulaire de la nuque on injecte 0,02 cent. de curare ; quelques instants après l'animal est chancelant, comme ivre ; l'injection a été faite à 12 h. 45', à 2 heures cet état était complétement dissipé, à 2 h. 55' on introduit 0,05 cent. de curare, à 3 h. 6' l'animal est couché sur le flanc, à 3 h. 25' il est mort.

2e *expérience* : chien vigoureux, 9 livres, au cou un granule de 0,015^{m} à 2 h. 11' ; à 2 h. 20' l'animal est couché sur le flanc, à 2 h. 25' il est mort.

L'observation de M. Manec est remarquable par son insuccès,

qui tient évidemment à l'insuffisance des doses employées. On a
manqué dans ce cas à cette condition d'expérimentation que j'ai
signalée (p. 71) qui est de s'assurer, avant d'opérer, de la qualité
du curare que l'on va employer et de s'appuyer sur ces expériences pour en déduire la dose probable à laquelle on doit avoir
recours. Il est évident que, si un chien de 50 livres meurt à peine
d'une certaine dose de curare, cette même dose sera parfaitement
inefficace chez un homme qui en pèse plus du double, et surtout chez un tétanique qui offre une résistance plus grande à l'action du médicament. Or l'essai du curare, dans le cas de M. Manec,
n'a été fait qu'après la mort du malade.—Un curare de bonne qualité tue un lapin de 4 à 5 livres à la dose de 0,004 mill. en qua-
rante ou cinquante minutes environ. Au-dessous de cette dose,
le lapin ne meurt pas, mais éprouve des effets physiologiques;
au-dessus, il meurt plus ou moins rapidement selon la dose.
Or, d'après les essais de M. Vulpian, il a fallu trente minutes
pour que 0,05 cent. du curare employé tuassent un chien de 51
livres, ce qui veut dire que ces 0,05 cent. étaient tout à fait la dose
limite, la dose à peine suffisante pour tuer ce chien. Or la plus
forte dose administrée au malade est 0,04 cent. Quel effet pou-
vait-on en attendre? Ne savons-nous pas en effet que la dose des
curares de meilleure qualité doit être d'emblée portée à 7 ou 10 c.
pour obtenir quelques effets.

Il est vrai que M. Manec avait calculé de la façon suivante :
«*Depuis deux heures jusqu'à huit heures on a donné au malade* 0,17
cent. de curare.» Ce calcul serait juste si le curare s'accumulait dans
l'économie, mais il s'élimine avec une grande rapidité, et, au
bout de deux heures seulement, la plus grande partie a disparu
par les sécrétions. On ne doit donc jamais raisonner de la sorte
dans l'administration du curare. Si 0,10 cent. n'ont pas produit
d'effet au bout de quelques heures, il faut en injecter 0,11 cent.
et ainsi de suite. Enfin, dans les derniers moments, il ne sert plus
à rien d'augmenter la dose ; c'est au début de la maladie que les
doses suffisantes procurent d'excellents résultats.

Obs. IV. — (Observation de Chassaignac.) *Tétanos traumatique traité
par le curare. Guérison.* — 1ᵉʳ septembre 1859. Lemercier âgé de 24
ans, reçoit un coup de fusil qui lui emporte le deuxième orteil du pied
droit. La blessure est pansée simplement, et le malade ne présente rien

d'extraordinaire jusqu'au 15 du même mois où il accuse de la roideur, de l'articulation temporo-maxillaire. Enfin le 19, M. Chassaignac appelé en consultation constate chez le malade les signes du tétanos et d'une asphyxie immédiate.

D'accord avec ses deux autres collègues, le curare est ordonné ;

1° Julep contenant 0,10 cent. de curare pour 120 gr. de véhicule ;

2° Solution contenant 0,20 cent. de curare pour 200 gr. d'eau.

Les médicaments furent pris chez MM. Mialhe et Grassi et administrés de la manière suivante. Toutes les 2 heures, une grande cuillerée de julep et une application sur la plaie, de la solution, au moyen de charpie suffisamment imbibée.

A 7 heures du soir, on commence le traitement.

Vers la huitième heure de cette médication, c'est-à-dire à 3 heures de la nuit, le malade dit à son frère veillant près de lui que le morceau de bois placé entre les mâchoires pénètre plus facilement, et que la respiration se fait mieux.

Le lendemain à 10 heures, MM. Chassaignac, André et Tahère constatent l'état suivant : le facies est meilleur, la constriction des paupières a diminué ainsi que le trismus ; les rangées dentaires peuvent recevoir entre elles un morceau de bois plus volumineux que celui de la veille. La déglutition se fait mieux, la contraction des muscles du cou a diminué ; l'oppression a disparu, les élancements douloureux de la région temporomaxillaire sont moins fréquents ; les urines, supprimées depuis trente-six heures, ont reparu et sont expulsées librement ; la plaie est devenue moins fétide, moins douloureuse et présente une teinte rosée.

Le 21, le malade a dormi à plusieurs reprises, la rigidité tétanique a diminué sur presque tous les points, excepté sur les parties latérales de la poitrine et à la partie antérieure de l'abdomen ; le ventre est d'une extrême dureté. Toutefois le décubitus, qui jusque-là avait été forcément dorsal, a changé plusieurs fois, le malade ayant pu se coucher alternativement sur le côté droit et le côté gauche. La plaie est beaucoup moins douloureuse ; elle offre un meilleur aspect et elle se couvre de bourgeons charnus de bonne nature. La potion au curare à 0,10 cent. est continuée, la solution est portée de 0,20 à 0,30 cent. chaque jour, la quantité totale des deux fioles est employée intégralement.

Le 22, même état, même prescription.

Le 23, le trismus a encore diminué ; persistance de quelques plis intersurciliers, surtout au moment des crises douloureuses ; langue nette et humide. Des deux sterno-matoïdens, celui de droite conserve seul de la rigidité ; pouls à 70. Rigidité des adducteurs de la cuisse droite. Même prescription.

Le 24, aucun progrès.

Le 25, aggravation nouvelle des accidents tétaniques ; le curare est porté à la dose de 0,55 centigr. en vingt-quatre heures ; 0,15 centigr. dans la potion de 120 grammes et 0,40 centigr. en lotion. — Du 25 au 26, la nuit a été mauvaise, les contractions tétaniques ont été fortes et douloureuses, elles ont reparu dans les sterno-mastoïdiens, dans les muscles du thorax et de l'abdomen et dans les adducteurs fémoraux du membre blessé. — Même prescription.

Le 26 à dix heures du matin, pouls à 70, disparition des plis intersurciliers; sterno-mastoïdiens flexibles; mouvement de rotation de la tête plus souples qu'ils ne l'ont encore été jusqu'ici; détente marquée des muscles de l'abdomen et des grands pectoraux. Les adducteurs de la cuisse n'offrent plus de rigidité; le malade peut lever spontanément le membre blessé, ce qui n'avait pas encore eu lieu. Il boit à la tasse.

Le 27, recrudescence légère de l'état tétanique. — Curare aux mêmes doses.

Le 28, amélioration. Encore un peu de trismus; décubitus dorsal. Craignant que la solution externe n'ait perdu de son efficacité, par suite de la cicatrisation de la plaie, la dose du curare en potion est portée à 0,20 centigr.

Les 29 et 30, trismus encore persistant; un peu de roideur des sterno-mastoïdiens et des grands pectoraux; pouls à 70, respiration 24; sueurs profuses.

Les 1er et 2 octobre. Encore un peu de trismus; plaie presque entièrement cicatrisée; potion à 0,25 centigr. de curare, diminution des applications externes.

Le 4, le malade se lève, l'appétit se rétablit, la convalescence est franchement déclarée.

Le 7, la guérison est complète.

L'observation de M. Chassaignac est fort intéressante en ce qu'elle est calquée sur celle de M. Vella. On voit que l'expérimenteur a tâché de se rapprocher le plus possible des conditions dans lesquelles M. Vella s'était placé. Le tétanos n'était pas évidemment dans ce cas des plus graves. Il serait difficile d'assigner, dans son observation, la part qui revient dans la guérison à l'administration du curare à l'intérieur. Je ne pense pas que cette substance puisse agir à l'intérieur, à aussi faible dose, à moins qu'on ne lui concède des propriétés médicamenteuses différentes de ses propriétés physiologiques, ce que je considère comme irrationnel.

Mais ce qu'il y a de très-remarquable dans cette observation, comme dans celle de Vella, c'est que le curare a été appliqué en solution assez concentrée sur la plaie même. Or il est impossible de refuser au curare une action locale, et les expériences de M. Cl. Bernard ont démontré qu'il agit d'abord localement sur la terminaison des nerfs. Il est fort possible que, dans ces cas, l'action locale du curare contribue à la guérison de la maladie, puisque le point de départ du tétanos est lui-même local. Je crois donc que, dans les cas de tétanos traumatique que l'on voudra traiter par le curare, il sera bon, s'il y a encore une plaie, de faire sur cette plaie quelques applications locales.

Obs. V. — (Observation de M. Follin.) *Tétanos traumatique traité par les injections de curare. Insuccès.* — Un jeune homme de 16 ans, porteur d'une plaie contuse à la partie dorsale de l'avant-bras droit, qui avait été saisi entre les deux rayons d'une roue de moulin, entre à l'hôpital le 28 octobre 1859. Le 3 novembre, le bras était tout à fait dégonflé ; le sujet ne souffrait aucunement ; néanmoins, il y avait ce jour-là un peu de trismus.

Le 4, les accidents tétaniques étaient très-prononcés, impossibilité d'ouvrir la bouche, contraction du sterno-mastoïdien, soubresauts de tout le corps, contraction des muscles thoraciques, respiration abdominale, déglutition très-difficile ; opisthotonos. La plaie n'a aucun mauvais caractère. On commence, à huit heures trente minutes du matin, les injections de solution de curare au centième, avec la seringue de Pravaz. Depuis ce moment jusqu'au lendemain trois heures trente minutes du matin (heure de la mort), on a injecté :

1° 10 gouttes d'une solution de curare au 100ᵉ ;

2° 253 gouttes d'une solution contenant 0,30 c. de curare pour 11 gr., 30 de solution.

3° 170 gouttes d'une solution contenant 0,53 cent. de curare pour 15,88 de solution.

En admettant que le poids d'une goutte de ces solutions soit à peu près de 0,038ᵐᵐ, il s'ensuit que le poids de 10 gouttes de la première solution est de 0,38 c., contenant 0,0038 de curare ; que le poids de 253 gouttes de la deuxième solution est de 9,614, contenant 0,255 de curare ; que le poids de 170 gouttes de la troisième solution est de 6,460, contenant 0,246 de curare. Donc le malade a dû absorber en totalité $0,0038 + 0,255 + 0,246 = 0,5048$ de curare, environ 0,50 centigrammes.

Ces injections ont été faites d'abord dans le tissu cellulaire de l'avant-bras, au-dessus de la plaie et plus tard sous la peau du thorax.

Comme nous l'avons dit plus haut, les accidents ont été en s'aggravant, sauf de légères détentes très-passagères vers dix heures du matin et vers minuit ; détentes qu'on observe d'ailleurs dans le tétanos exempt de tout traitement. Des contractions analogues à des crampes sont survenues dans le bras gauche et la cuisse correspondante ; rien de pareil n'a eu lieu dans le bras droit. La respiration s'est embarrassée de plus en plus, et le sujet a succombé avec des symptômes d'asphyxie.

Je ferai à l'observation de M. Follin le même reproche qu'à celle de M. Manec. Comment espérer un résultat de doses aussi faibles que celles qui ont été employées? D'ailleurs le curare n'a pas été essayé, et il peut se faire qu'il fût de mauvaise qualité. L'observation n'est pas aussi détaillée qu'il conviendrait.

Obs. VI.— (Observation de M. Gintrac.) *Tétanos traumatique traité par les injections de curare. Insuccès.* — Un jeune homme de 18 ans, d'une constitution robuste, s'étant fait, le 4 octobre, une plaie au pied droit, entra à l'hôpital de Bordeaux. Au bout de trois jours la plaie était complétement cicatrisée; treize jours après (le 17 octobre), ce jeune homme éprouve une céphalalgie intense, des douleurs vagues dans les membres, un sentiment de roideur vers la nuque et des élancements dans les régions temporo-maxillaires.

Le 18, les jambes sont alternativement le siége de crampes et de secousses convulsives; les muscles des gouttières vertébrales deviennent à leur tour le siége de tiraillements, ainsi que ceux de la face.

Transporté le 19 à l'hôpital Saint-André, le malade présente l'état suivant: rigidité musculaire générale, corps allongé, droit, immobile, tête renversée en arrière, face colorée, pupilles un peu resserrées, douleur au niveau des tempes et des joues. Contractions spasmodiques des muscles élevateurs de la mâchoire; opisthotonos, ventre rétracté; les muscles de la poitrine sont le siége de secousses convulsives qui déterminent un certain degré de suffocation, pouls à 100 pulsations.

Bain; 20 sangsues le long du rachis. Extrait thébaïque 0,20 c. en 5 pilules; chloroforme en inhalation, 2 vésicatoires sur l'épigastre avec le marteau de Mayor.

Le 20, point d'amélioration, la roideur des muscles du cou est plus grande, ainsi que l'opisthotonos. Julep contenant 0,10 c. de curare pour 120 gr. de véhicule à prendre par cuillerées de deux en deux heures. Solution de curare dans l'eau distillée à 0,20 c. par gr. Chaque goutte de liquide contenant 0,01 c. de curare.

A l'aide de la seringue de Pravaz, on introduit dans le tissu cellulaire du tronc, des membres inférieurs, des membres supérieurs et de la face, une goutte de cette solution à 9 h. 30', à 10 h. 30', à 11 h. 30', à 12 h. 30', à 2 h. 30', à 4 h. 30', à 6 h. 30', à 9 h. 30'; en tout, 0,08 c. de curare injecté dans cette journée. Le soir, aucune rémission ne s'est manifestée.

Le 21, persistance du même état, plus de l'insomnie, de l'agitation, des cris aigus et plaintifs; même julep au curare; injection de 0,01 c. de curare à 6 h, à 8 h., 9 h., 10 h., 11 h. 30', à 1 h. 30', 2 h. 30', 3 h. 30', 5 h., 6 h., 9 h. et 11 h. du soir; en tout 0,12 de curare. Aucune amélioration.

Le 22, la contraction spasmodique tend à envahir le système musculaire tout entier. Dans le courant de la journée, injection de 0,18 c. de curare.

Le 23, insomnie, douleurs atroces, cris presque continus, trismus et opisthotonos des plus prononcés.

Voyant que le curare ne produisait aucun effet sensible, sous le double rapport physiologique et thérapeutique, M. Gintrac l'expérimenta sur des animaux. 0,10 c. injectés sous la peau de la cuisse d'un lapin déterminèrent la mort au bout de cinq minutes. Chez un second lapin, 0,05 c. ne produisirent la mort qu'après quinze minutes. Chez un troisième, la même dose ne produisit aucun effet. Doutant de l'activité de son curare, M. Gintrac en fait venir de la pharmacie Mialhe et Grassi à Paris. Ce curare, expérimenté chez des lapins, est toxique en quatre minutes à la dose de 0,05 c.

Le 25, une injection est pratiquée avec le nouveau curare à la dose de 0,15 c.

Le 26, les symptômes deviennent plus alarmants, la roideur tétanique envahit les membres supérieurs ; frissons presque complets, respiration stertoreuse, contractions convulsives des muscles respiratoires, injection de 0,20 c. de curare.

Le 27, mort.

L'insuffisance des doses est encore le vice capital de cette observation. Si on se reporte à l'essai du curare, qui fut fait encore dans ce cas *in extremis*, on sera convaincu que M. Gintrac a employé un curare excessivement faible, puisque c'est à peine si 0,05 cent. ont pu tuer un lapin, dose énorme pour un animal de cette taille, qui succombe avec 0,003 mill. de bon curare.

Le curare de M. Gintrac était donc au moins dix fois moins actif que de bon curare ; d'où l'on peut juger quelles doses considérables il fallait administrer dans ce cas pour obtenir la détente musculaire. Si on doit donner d'emblée 0,10 cent. à 0,12 cent. des curares les plus actifs, la dose ici aurait dû être de 1 gram. au moins en une seule injection.

Ces différences de doses se conçoivent facilement si on réfléchit que le curare est un extrait où pour un principe actif il entre une quantité inconnue de matières étrangères, et dont par conséquent l'action diminue en raison de l'augmentation de ces substances.

Les deux dernières injections faites avec un curare plus actif et à des doses convenables n'ont amené aucun résultat, parce que le malade était mourant et par conséquent l'absorption déjà très-compromise.

La manière dont le médicament a été administré est également défectueuse en ce que M. Gintrac a calculé évidemment les injections, de manière à donner une quantité déterminée par jour.

·J'ai déjà dit, à propos de l'observation de M. Manec, ce qu'il y a de défectueux dans cette façon de calculer les doses de curare.

Voyons maintenant une observation inédite et extrêmement intéressante parce que le curare a été administré avec soin, essayé d'avance, et qu'il a produit des résultats décisifs. Il s'agit d'un cas de tétanos traumatique extrêmement violent et traité, j'allais dire guéri, par les injections de curare, si le malade n'eût succombé à une résorption purulente. Cette observation a été recueillie dans le service de M. A. Richard, par son interne M. H. Liouville, qui a noté toutes les phases de la maladie en observateur érudit et attentif.

Obs. VII. — *Tétanos traumatique traité par le curare. Effets remarquables de cette substance.* — Petit, 34 ans, constitution vigoureuse, est blessé par un timon de voiture à la jambe gauche, le 4 octobre au soir.

Il entre à l'hôpital Cochin (salle Cochin, 8), le lendemain 5 octobre, dans le service de M. A. Richard.

On constate une large plaie intéressant toute la partie postérieure de la jambe au niveau du cou-de-pied ; cette plaie commence à la partie interne, passe au-dessous du talon et paraît avoir décollé profondément la masse plantaire.

Pansement méthodique par occlusion, position horizontale, jambe élevée.

Les 6, 7 et 8 octobre, l'état général est assez satisfaisant, bien que la gangrène paraisse imminente.

Elle se déclare en effet le 9 et le 10.

Le 11 octobre, le pied est envahi en totalité par la gangrène, et la peau se détache complétement comme d'une pièce macérée, en conservant sa forme.

L'amputation est pratiquée au tiers supérieur de la jambe, par la méthode à deux lambeaux, et le moignon est pansé par occlusion.

12 octobre, rien de notable jusqu'au 16.

Le 16 octobre, le malade éprouve de la roideur dans les muscles du cou et de la mâchoire.

0,06 cent. d'opium en trois fois.

Le 16 au soir, même état ; à 6 heures il desserre à peine les dents et en éprouve naturellement de la difficulté à parler et à avaler. Léger mouvement fébrile, pouls 120.

A 6 heures sur la peau dénudée par le marteau de Mayor au tiers inférieur et interne du bras gauche, M. Richard verse le contenu d'un paquet de curare de M. Porte, que lui procure M. H. Liouville, environ 0,10 cent. On recouvre la plaie saupoudrée avec du diachylon.

Le malade semble ne rien éprouver pendant plus d'une heure ; rien ne trahit une action médicamenteuse quelconque, rien sur le pouls, la respiration, ni l'intelligence.

A minuit, les mâchoires s'écartent un peu plus facilement ; l'intervalle actuel a augmenté ; facilité plus grande à avaler ; il a rendu un grand nombre de vents ; pouls 116 à 120 ; inspiration 20 ; chaleur 34°.

Le 17, à une heure du matin. Sur la peau dénudée au bras droit par un vésicatoire, on introduit 0,025 d'une poudre pure de curare, de M. H. Liouville (curare de E. Carrey). Ce curare essayé sur un lapin le tue en dix minutes à la dose de 0,025 ; l'épiderme recouvre la poudre.

Au bout de quinze à vingt minutes , des tremblements se manifestent dans les muscles du membre supérieur, et des secousses musculaires très-vives, surtout dans le bras droit. Ces secousses sont quelquefois plus fortes et comme limitées à la place où la peau a absorbé le médicament. Sueur abondante, pouls à 120, respiration 20, chaleur 38 (augmentation de 1°) ; légère somnolence ; le malade boit seul avec assez de difficulté, cependant il porte lui-même son gobelet à ses lèvres et peut de suite, peu à peu, en avaler un bon tiers sans trop de gêne des muscles du pharynx qui, hier, étaient tellement contractés, qu'il toussait presque à chaque tentative. Sueur très-abondante.

2 h. 15'. Le malade est calme et sommeille, pouls 112, tempér. 36°.

7 h. 30. Il se réveille en sursaut, parle avec une grande intelligence, mais plus de gêne ; les mâchoires sont en effet assez violemment serrées l'une contre l'autre ; on n'obtient qu'une ligne, pour ainsi dire, en les lui faisant écarter. Il peut cependant faire couler encore du vin dans sa bouche et l'avaler avec difficulté, mais sans trop de mouvements de toux.

8 h. 30'. Introduction de 0,02 du même curare sur la peau du bras droit dénudée.

Aucun effet que l'on puisse attribuer au curare ne se manifeste.

A 4 h. De concert avec M. Vulpian, on substitue les injections sous-cutanées aux applications endermiques du curare.

Curare du Para de M. E. Carrey, de très-bonne qualité (dose limite sur un lapin de 2 kil. 200 gr., 0.005), odeur particulière, *sui generis.*

4 h. 10'. Première injection à l'avant-bras gauche, de 0,021 de curare. Pouls à 108, respirat. 20.

4 h. 30'. Deuxième injection à l'avant-bras gauche, de 0,028 de curare. —A 5 h., bâillements, pandiculations dans lesquelles le malade trouve un grand soulagement.

Le malade dit lui-même qu'il lui paraît qu'il est moins tendu ; il avale, en effet, plus facilement. Pour la première fois depuis avant-hier, il pousse sa langue entre les deux arcades dentaires , qui ont presque un centimètre d'écartement ; lui-même se rend compte de cette facilité. Les lèvres sont moins animées de petits mouvements de contraction, et il nous montre qu'il peut exécuter quelques mouvements de succion impossibles auparavant ; il semble qu'il articule mieux et parle plus librement. On profite de ce mieux pour lui faire avaler du bouillon, du thé et du vin.

Un peu de repos, le malade semble s'assoupir, on le laisse reposer jusqu'à dix heures du soir.

10 heures 37 m. Peau un peu chaude et moite, pouls 108, tempér. 38°, même état général. — Injection de 0,03 centigr. de curare à l'avant-bras droit, tiers supérieur interne.

Le pouls ne change pas, même nombre d'inspirations; température 37°; l'effet du médicament ne se manifeste en aucune façon.

11 heures 23 minutes. Injection de 0,05 centigr. de curare, au tiers supérieur interne de l'avant-bras droit. Pas de changement immédiat; à minuit, le malade montre à M. Liouville qu'il desserre plus facilement les dents, et en effet il a bien gagné cette fois 1 centimètre. Car la langue s'engage par sa partie antérieure entre les deux arcades; il essaye de boire et peut le faire avec plus de facilité.

Le 18, à 12 heures 35 minutes, M. Liouville pratique une injection de 0,07 centigrammes de curare. Sorte de somnolence; le membre supérieur est animé de quelques mouvements convulsifs qui se traduisent par de petits soubresauts répétés. Tout d'un coup, le malade se réveille en sursaut, et manifeste de la douleur dans la jambe gauche; elle exhale d'ailleurs une odeur légèrement gangréneuse.

1 heure. On essaye de faire avaler au malade, qui semble un peu mieux; mais, à la première cuillerée, il est pris de sensations douloureuses dans le pharynx et l'œsophage, et de constriction qui occasionne le rejet du liquide, mais surtout il arrive comme une débâcle une quantité de glaires difficilement arrachés. C'est la première fois depuis quatre jours qu'il peut rendre des crachats; ceux-ci sont nombreux et n'offrent rien de spécial.

A la suite de cette débâcle, grand état de faiblesse. Cependant les mâchoires se sont encore écartées davantage. Le malade les remue de haut en bas et latéralement. L'espace interdentaire lui permet de passer l'extrémité de son index; l'écartement est d'environ 1 centimètre et demi.

A 2 heures on quitte le malade assez calme.

9 heures 10'. Injection de 0,07 de curare au tiers supérieur externe de l'avant-bras droit. Le malade écarte un peu les mâchoires.

10 heures 17 minutes, injection de 0,06 de curare. Écart des mâchoires plus considérable, et tel que nous ne l'avons pas encore vu; le malade peut introduire l'extrémité de son pouce avec facilité, mais les mouvements de déglutition sont toujours pénibles, et l'ingestion des liquides difficile. M. Richard et les assistants constatent ce changement remarquable dans l'écart des mâchoires.

10 heures 27 minutes. Injection de 0,06 de curare. A 11 heures la détente musculaire est complète, et le malade, jouissant parfaitement de ses facultés, paraît sur le point d'entrer en asphyxie. Écart complet des mâchoires, grand anéantissement et résolution des muscles des membres qui retombent comme inertes; le malade ne peut plus serrer les mains, il ne peut plus parler, la respiration se fait avec une extrême difficulté et se ralentit.

On pratique immédiatement la respiration artificielle en comprimant alternativement l'abdomen et le thorax et on lui évente de l'air.

A midi, les phénomènes d'asphyxie cessent; on continue l'aération. Le malade confirme alors, par son récit, tout ce qu'il a ressenti : la conservation de son intelligence, l'anéantissement de ses forces, dont il se rendait, nous dit-il, un compte parfait, assistant à tout ce qui se passait autour de lui sans pouvoir y prendre part. Les craintes exprimées librement par quelques jeunes assistants n'étaient pas ce qui le rassurait le plus. Le soir, repos.

Le 19 octobre, on laisse le malade en repos. Lavements alimentaires suivis de 2 selles; il urine abondamment.

Le 20, peau moite; la nuit le malade a eu des sueurs très-abondantes.

A 10 heures, injection de 0,04 cent. de curare sous la clavicule gauche; la langue paraît un peu plus sèche.

A 10 heures 15 minutes, l'effet du médicament s'est déjà produit sur les muscles masséter. Écart de 1 cent. et demi entre les mâchoires.

A 11 heures 15 minutes, injection de 0,04 cent. de curare, effet manifeste, mais disparaissant bientôt comme les autres.

A 2 heures, l'état général va s'aggravant, subdelirium, pouls petit, redoublé, irrégulier, impossible à compter, sueur à la face; température de l'agonie, 41°. Mort.

L'autopsie démontre que le malade a succombé à une résorption purulente.

Cette observation est remarquable sous plus d'un rapport. Elle montre de la façon la plus évidente que le curare employé à dose suffisante fait cesser la rigidité tétanique ; la dose a été poussée dans ce cas jusqu'à la limite et on peut voir avec quelle facilité les accidents furent conjurés.

Le curare était de très-bonne qualité, puisque pour un lapin de 4 livres et demie la dose limite était de 0,005 milligr. Il fallut néanmoins 0,19 cent. de ce curare pour obtenir la résolution complète.

Un fait très-digne de remarque également, c'est la détente qui avait lieu chaque fois qu'on administrait du curare.

Outre les faits que je viens de rapporter, il en existe encore dans la science un certain nombre. Comme ils n'offrent point de particularités aussi intéressantes que les précédentes, j'ai cru devoir n'en dire que quelques mots.

Dans une observation due à M. Broca (1), l'administration du curare fut suivie d'insuccès ; le tétanos était des plus graves.

(1) *Union médicale*, 1862.

M. Gosselin (1) a également publié un cas de tétanos traité sans succès par le curare. Il ne fut administré au malade en vingt-quatre heures que 0,09 cent. de curare.

Un autre cas de tétanos fut traité de la même manière dans le service de M. Desormeaux. Il n'y eut pas de guérison, mais on observa des effets dus évidemment à l'action du médicament. Le cas était également fort grave.

Voici quelques autres cas que l'on pourra consulter avec fruit :

Cornaz, *Lancet*, t. I, p. 533, 1860.

Gherini, *Gaz. Lomb.*, t. V, p. 14, 1862.

Langenbeck, *Med. chirurg. Rundschau*, t. III, 1863.

Demme, *Militar chirurgisch Studien*, 1863.

Si nous résumons d'après les faits ci-dessus ce qu'on peut penser de l'emploi du curare dans le traitement du tétanos, on peut en tirer les conclusions suivantes :

Le curare, administré convenablement et à doses suffisantes, fait cesser la rigidité tétanique. Cela résulte avec la plus grande évidence des observations I, II, IV, VII. Or, si l'on admet que le tétanos (ce qui est probable puisqu'on ne trouve point à l'autopsie de lésion caractéristique), ne détermine la mort qu'en empêchant la respiration et en produisant l'asphyxie et les altérations pathologiques qui en dérivent, n'est-on pas en droit de dire que la thérapeutique possède dans le curare un médicament héroïque contre le tétanos, s'il est bien administré.

La première condition à remplir c'est d'essayer le curare qu'on va employer (2e partie, page 69) et de calculer la dose d'après cet essai. La dose de curare que l'on peut administrer en une seule injection à un adulte atteint de tétanos varie entre 0,10 et 0,20 c. des curares les plus actifs. Il ne faut point espérer avoir jamais un effet satisfaisant au-dessous de 0,07 à 0,08 cent. Nous appelons curares de très-bonne qualité ceux dont la dose limite est de 0,003 à 0,005 c. sur un lapin de 4 à 5 livres.

Quand on a fait l'essai du curare, on doit proportionner les doses avec le degré d'activité qu'on lui a reconnu. Ainsi, le curare de M. Gintrac, qui avait pour dose limite sur un lapin 0,05 cent., aurait dû être employé à la dose minimum de 1 gram.

(1) Gosselin, 1860.

Le genre de solution le plus commode pour la seringue décimale hypodermique et pour le curare de très-bonne qualité, est la solution au 10ᵉ.

1 gram. de curare pour 10 gram. d'eau distillée; chaque demi-tour donne un demi centigr. (0,005) de curare.

Cette solution est déjà un peu épaisse, mais elle peut très-bien s'employer. Il est bon de s'assurer que tout le curare est dissous, car il reste souvent des parties plus dures que le reste qui se dissolvent avec peine.

Pour les curares moins actifs, on est obligé de se servir de solutions encore plus concentrées; il peut même arriver qu'on ait à injecter à la fois une quantité trop considérable de liquide. Dans ce cas, on doit pratiquer plusieurs injections successives, ce à quoi se prête commodément la capacité de la seringue décimale hypodermique. Il faut administrer une dose suffisamment élevée, ce sur quoi on est fixé, au bout de quelques injections, lui laisser produire son effet et recommencer après. Alors on augmente ou on diminue la dose suivant les indications.

Dans les cas où le médecin serait pressé d'agir par la marche de la maladie, on peut laisser dans les tissus la canule de l'instrument, et injecter, toutes les cinq minutes, 1 centigramme par exemple de curare, jusqu'à production des effets physiologiques qu'on doit infailliblement obtenir. Il est rare pourtant qu'on soit forcé de recourir à ce moyen.

Il est essentiel d'attaquer la maladie dès son début, avec des doses énergiques qui triomphent assez bien à cette époque des contractions tétaniques, comme on le voit dans les cas de MM. Vella et Liouville. Car, dans les derniers moments, lorsque le malade est mourant et l'asphyxie en train de se produire, l'absorption est ralentie, et l'action du médicament n'est plus si efficace.

Si la plaie, qui est le point de départ du tétanos, est encore ouverte, je crois qu'on fera bien de pratiquer dessus des lotions avec une solution de curare, en tenant compte, bien n-tendu, de la quantité qui peut s'absorber par cette voie. Quant à l'administration à l'intérieur, je la regarde comme inutile; ce qui s'absorbe de curare ainsi est une quantité inconnue, et on ne doit pas croire que le curare administré de la sorte ait une action différente de celle qu'on remarque dans le tissu cellulaire sous-cutané. Enfin, il est nécessaire de surveiller le malade afin de pouvoir remédier aux accidents, s'il venait à s'en présenter. Je renvoie pour ce point à la II⁰ partie. C'est ce qui est le moins à craindre, car on pèche plus volontiers dans ce cas en moins qu'en plus; cependant, devant une affection aussi inexorable que le tétanos, le médecin n'est-il pas autorisé à oser beaucoup?

Le sulfate d'atropine dans le traitement du tétanos. — Comment le sulfate d'atropine agit-il dans les cas de tétanos? Est-ce en vertu d'une action spéciale? est-ce en occasionnant dans l'économie des perturbations salutaires? on l'ignore. Toujours est-il que la science possède un certain nombre de cas de tétanos traités avec succès par le sulfate d'atropine administré à dose toxique.

Voici une de ces observations :

OBSERVATION Iʳᵉ. (Observation de M. Dupuy, d'Oullins.) —*Tétanos traumatique traité par les injections de sulfate d'atropine. Guérison.* — Un maître maçon, âgé de 26 ans, à la suite d'une fracture comminutive de l'index est atteint de tétanos.

Le septième jour, ce malade prend 0,50 cent. d'extrait de belladone sans éprouver aucun effet appréciable. On prescrit 1 gr. d'extrait et 5 gr. de teinture de belladone dans une potion. Le lendemain une aggravation de tous les symptômes a lieu, et la plaie du doigt étant le siége d'élancements douloureux, MM. Munaret et Dupuy pensent devoir enlever les esquilles et régulariser la plaie. L'opération est faite sous l'influence des inhalations anesthésiques. A son réveil, le malade est plus agité qu'auparavant; les mâchoires peuvent à peine s'entrouvrir, le tronc ne repose que sur l'occiput et le bassin. On double la dose d'extrait de belladone; le médicament ne produit aucun effet apparent.

En présence de l'insuccès de la médication employée et de la marche envahissante du mal, on se décide à pratiquer, séance tenante, une injection de sulfate d'atropine; 25 gouttes d'une solution au 100ᵉ sont injectées au moyen de la seringue Pravaz dans le tissu sous-cutané de la région lombaire.

Au bout de quinze minutes, sécheresse de la gorge, hallucination, mydriase, délire. Deux personnes suffisent à peine pour contenir le malade, dont l'agitation va croissant, accompagnée de tremblements musculaires et de soubresauts des tendons. Cet état reste stationnaire jusqu'à onze heures du soir, à ce moment le malade s'endort pendant trois heures.

Le onzième jour, la roideur des membres inférieurs a diminué; le malade peut fléchir les genoux, l'opisthotonos et le trismus persistent, pouls à 100. Nouvelle injection de 15 gouttes de la même solution. Comme la veille, les phénomènes d'intoxication se montrent au bout de quinze minutes, mais moins violents ; le délire est plus tranquille, les hallucinations moins effrayantes. La nuit le malade dort cinq heures. A dater de ce moment, les symptômes diminuent graduellement; la plaie est pansée avec une pommade belladonée, et le malade ne tarde pas à entrer en convalescence.

Ce qui caractérise cette observation, c'est la nullité d'action, même physiologique, d'un médicament aussi actif que la belladone, administrée à haute dose par la voie stomacale, opposée à la rapidité d'action physiologique et curative du même médicament introduit dans l'estomac par la méthode hypodermique.

Je dois dire qu'à côté de ce fait et de quelques autres couronnés de succès, il s'en est trouvé un certain nombre où le sulfate d'atropine n'a point donné d'aussi bons résultats ou n'a produit que des effets passagers.

Le sulfate d'atropine, pour n'avoir pas la même efficacité que le curare, n'en est pas moins un médicament précieux et que l'on devra employer contre le tétanos quand on n'aura pas à sa disposition le premier médicament.

J'ai déjà parlé de son emploi à propos des névralgies, je n'ai rien à en dire de particulier ici, si ce n'est qu'il n'y a point dans ce cas de lieu d'élection, et que les doses doivent être assez fortes pour tenir constamment le malade sous l'influence des effets physiologiques de l'atropine. Ici, comme pour le curare, il faut attaquer la maladie énergiquement.

Traitement de l'hydrophobie.

La rareté de cette maladie est cause du petit nombre d'observations qui ont été publiées.

Quelques cas ont été rapportés au traitement de l'hydrophobie par les injections sous-cutanés de sulfate d'atropine : dans ces cas, bien que le malade ait été maintenu dans l'état d'ivresse atropique, on n'a eu à constater que des insuccès.

Il est un autre médicament qui semblerait propre à faire cesser les accès convulsifs de l'hydrophobie, je veux parler du curare.

Quelques essais ont été tentés dans ce genre et n'ont point été

satisfaisants, mais ils ont été rapportés avec si peu de détails
qu'on ne peut se rendre compte de la manière dont fut administré le médicament.

Voici le résumé d'un de ces cas, extrait de la *Gazette de Milan*
(octobre 1862) :

> Les nommés Bossi et Broggi, atteints d'hydrophobie, furent traités par
> le curare.
>
> 1° Dans le cas de Bossi, il ne fut fait aucune cautérisation ; Broggi fut
> cautérisé simplement au nitrate d'argent, sept heures après la morsure.
>
> 2° Les symptômes prodromiques se manifestèrent chez Bossi 180 jours,
> et chez Broggi 58 jours après l'introduction du virus.
>
> 3° La durée de la maladie, depuis son développement jusqu'à la mort,
> fut de 67 heures pour Bossi et d'environ 103 heures pour Broggi.
>
> 4° Chez Bossi, l'on fit en vingt-sept heures 41 injections avec la se-
> ringue de Pravaz, chacune contenant 0,012 milligrammes de curare dis-
> sous dans l'eau distillée ; 0,18 de curare furent donc injectés.
>
> 5° A aucun moment, le curare ne parut agir sur les symptômes rabiques.
>
> 6° Il y eut dans les deux cas des sueurs profuses, et chez Bossi une
> action marquée, mais passagère sur la circulation, se traduisant pas un
> ralentissement du pouls.

Je le répète, on ne peut tirer de ce fait aucune conclusion défavorable à l'emploi du curare, surtout si on considère quelles
faibles doses furent employées ; le curare doit nécessairement
faire cesser la rigidité musculaire aussi bien dans l'hydrophobie
que dans le tétanos, s'il est bien administré.

Quant aux conditions dans lesquelles on doit se placer pour
traiter l'hydrophobie par le curare, je renvoie à ce que j'ai dit
du traitement du tétanos par ce médicament, la voie à suivre
étant exactement la même.

Traitement de l'éclampsie.

Il existe dans la science plusieurs cas d'éclampsie traités par
la méthode hypodermique avec succès. L'un de ces cas surtout,
très-détaillé et très-intéressant, est dû à M. Scanzoni, de Würz-
bourg, et a été publié dans le *Bulletin de thérapeutique*, t. LVIII,
p. 193. Ce médecin paraît avoir été amené à essayer la méthode
hypodermique par la difficulté qu'il y avait à faire avaler les médicaments à la malade. Il se servit donc d'injection de morphine
pour plonger sa malade dans l'état que procure l'opium.

On ne peut qu'encourager ces tentatives qui ont pour but de remplacer l'action stomacale par l'absorption du tissu cellulaire sous-cutané, dont la supériorité est bien démontrée.

Les sels de morphine peuvent rendre dans ces cas les plus grands services.

Une autre observation, également suivie de guérison, a été publiée dans le *Monatsch. für Geburtsk* (août 1862), par le Dr Franque.

Traitement de l'épilepsie.

L'épilepsie est encore une de ces maladies contre lesquelles tous les médicaments imaginables sont venus échouer; le curare tente dans ce moment-ci de s'en rendre maître. Il faut attendre les essais qui se poursuivent actuellement dans ce sens pour juger avec connaissance de cause de son efficacité. L'origine de l'emploi du curare dans l'épilepsie nous vient d'Amérique. Des voyageurs ont rapporté que les Indiens l'employaient en pilules contre cette maladie.

Quelques essais ont déjà été tentés par M. Thiercelin et M. Bénédict. M. Thiercelin aurait obtenu, dans deux cas d'épilepsie invétérée et arrivée au summum d'intensité, l'éloignement et la diminution des attaques. On ne saurait trop essayer ce nouvel agent, puisque tous les autres n'ont donné que de mauvais résultats.

Brown-Séquard [1] a employé avec succès dans l'épilepsie des injections de morphine et d'atropine.

Scholz [2] a injecté également de l'atropine avec succès.

Delirium tremens. — Hardiwick [3] a employé et préconisé le chlorhydrate de morphine en injections sous-cutanées contre le delirium tremens. Il a traité ainsi avec succès un certain nombre de cas. Rien de particulier à dire sur son emploi, si ce n'est qu'on doit employer des doses croissantes, à cause de l'accoutumance qu'on observe pour ce médicament.

(1) Brown-Séquard. (*Vergl. Wintrich Med. Neuigkeiten,* 62.)
(2) Scholz. (*Wiener med. Wochenblatt,* 1860, XVII, 2.)
(3) Hardiwick. (*Med. Times and Gazette,* 1863.)

Chorée. — Hunter (1) et Levick (2) ont employé la morphine dans quelques cas de chorée, principalement ce dernier, qui traita ainsi par des injections de chlorhydrate de morphine deux fois par jour avec un succès complet, une femme enceinte, âgée de 17 ans et atteinte de chorée.

Contractures musculaires. — Dans un cas de contractures des muscles de la jambe gauche consécutives à des attaques d'hystérie chez une femme, contractures telles que le pied gauche avait pris l'apparence d'un pied bot, et que la marche était devenue impossible, M. Boissarie (3) eut recours aux injections de sulfate d'atropine sur le nerf sciatique, au niveau de l'échancrure. Après quelques injections, il obtint une guérison complète et durable.

Tic convulsif. — Oppoltzer (4) dit avoir employé, sans beaucoup de succès, le sulfate d'atropine dans un cas où les muscles de la face jusqu'à l'épaule étaient animés de secousses convulsives douloureuses. D'un autre côté, Gualla (5) a réussi, dans un cas semblable, avec des injections de curare. Il s'agissait d'un tic douloureux du côté droit de la face, survenu à la suite d'un refroidissement, s'étendant jusqu'aux muscles du cou et occupant spécialemeut le temporal, le masséter, les élévateurs et l'orbiculaire de la paupière droite.

Toute espèce de moyens avaient été mis en œuvre sans succès.

Gualla pratiqua avec la lancette, au niveau de l'articulation glénoïde, une petite plaie qu'on recouvrit de compresses imbibées de curare. En outre on pratiqua des injections de curare sur les muscles de la face, et après trois ou quatre jours on obtint une guérison complète.

Les *tremblements des extrémités*, le *blépharospasme*, les *tressaillements musculaires* consécutifs aux amputations, ont été attaqués également, par des médecins allemands, au moyen de la méthode hy-

(1) Hunter. (*Pratical remarks*, etc. *Lancet*, 12 déc. 1863.)
(2) Levick. (*Amer. journal of med.*, 1862, p. 40.)
(3) Boissarie. (*Gaz. des hôp.*, 1864, n 54.)
(4) Oppoltzer. (*Wiener Wochenbl*, 1861, 6-8.)
(5) Gualla. (*Gazz. lomb.*, V, 1861.)

podermique, le premier par la morphine, sans succès (1), le second par le même agent, avec succès (2), et par l'atropine inutilement (3).

|Traitement des paralysies.

Les paralysies de toute nature ont été traitées par les injections sous-cutanées : paralysies symptomatiques, idiopathiques,
hytériques, saturnines, paraplégies, etc.

C'est principalement dans les paralysies idiopathiques que la
méthode a donné de bons résultats.

M. Courty, de Montpellier, a appliqué avec le plus grand succès
la méth 'le hypodermique à différents cas de paralysies, notamment dans les paralysies faciales et les paraplégies.

« Ces essais ont réussi dans un cas de paraplégie datant de
près d'un an chez une femme de 45 ans, ayant résisté à plusieurs traitements, et qui fut guérie par quelques injections de
strychnine au niveau de l'extrémité inférieure de la moelle épi-
nière.

« Dans trois cas de paralysie du nerf facial récents et observés
chez un homme de 56 ans, une dame de 25 ans et une jeune fille
de 22 ans (dans les trois cas la maladie a été prise dès le début),
la solution de strychnine a été employée au centième et au
soixante-dixième.

«Quelques gouttes (de 8 à 16) ont été injectées sur le trajet du
nerf facial, entre sa sortie par le trou stylo-mastoïdien et son passage sur le col du condyle du maxillaire inférieur. L'injection a
été répétée tous les deux ou trois jours.

«Trois injections au moins, six au plus, out suffi pour dissiper
e tièrement, dans l'espace de dix à quinze jours, toute trace de
paralysie dans tous les muscles de la face. Chez les trois malades
la guérison ne s'est pas démentie. »

Ce mode de traitement a été essayé depuis par un grand nom
bre de médecins, et la plupart du temps avec le même succès,
surtout dans les paralysies récentes.

(1) Eulenburg. (*Loc. cit.*)
(2) Graefe. (*Archiv f. Ophialmologie*, IX, 2, p. 62.)
(3) Voir l'article *Conine*, p. 83·

II. — *Affections de l'appareil respiratoire et circulatoire.*

Traitement de l'asthme.—L'asthme a été traité un certain nombre de fois (1) par des injections sous-cutanées de sulfate d'atropine. Un de ces cas surtout a été couronné d'un succès éclatant et a été publié dans le *Bulletin de thérapeutique*, t. LVII, p. 471, par M. Courty, professeur à Montpellier. Il s'agissait d'un cas d'asthme invétéré et rebelle à tous les autres modes de traitement. M. Courty pratiqua des injections hypodermiques de sulfate d'atropine sur le trajet des pneumogastriques et obtint la cessation des attaques. Son observation est remarquable également par ce fait qu'ayant employé des doses considérables de sulfate d'atropine, il fut obligé d'administrer de l'opium pour calmer les accidents, ce qui lui réussit très-bien.

Emphysème pulmonaire. — Jarotzky et Zülzer ont essayé avec succès dans cette affection les injections de morphine et de daturine (2).

Dans la *pleuro-pneumonie* également ce médicament fait cesser rapidement le point névralgique douloureux. Dans deux cas de pleuro-pneumonie, M. Bois (3) a délivré ainsi les malades d'une douleur de côté très-vive par une injection de 5 milligrammes de chlorhydrate de morphine.

La *bronchite capillaire*, la *coqueluche*, la toux convulsive (5), et principalement la *toux des phthisiques*, obtiennent des injections de morphine un soulagement notable.

Bégaiement. — Saeman (6), dans un cas de bégaiement intense, a obtenu des injections de chlorhydrate de morphine une amélioration notable.

Dans quelques cas d'affection du cœur, on a employé la digitaline en injections (7).

(1) Waldenburg. (*Heilung einer auf Lähmung*, etc. *Med. c. z.* n. 21, 1864)
(2) Voir *Daturine*, p. 82, et *Conine*, p. 83.
(3) Bois. *Injections sous-cutanées.*
(4) Voir l'article *Émétine*, p. 87.
(5) Voir *Ergotine*, p. 85.
(6) Saeman. (*Deutsche Klinik*, 1864, 45.)
(7 Voir *Digitaline*, p. 85.

III.—*Affections de l'appareil digestif.*

Parmi les affections de l'appareil digestif auxquelles on a appliqué la méthode hypodermique, on peut citer les *gastralgies*, l'*entéralgie*, la *péritonite*, dans lesquelles les douleurs éprouvées par les malades furent calmées avec succès.

La *dysentérie*, la *diarrhée* et les *vomissements* ont été traités également par des injections de sels de morphine. J'en dirai autant pour les *coliques hépatiques* et les *coliques saturnines* qui se sont bien trouvées dans quelques cas, principalement les dernières, des injections calmantes.

Mais c'est surtout aux chutes du rectum que cette méthode a été appliquée avec le plus grand succès.

Traitement du prolapsus du rectum. — Cette affection, dont la nature et par suite le mode de traitement ne sont bien connus que depuis les travaux de M. Duchaussoys, a été l'occasion d'une des plus belles applications de la méthode hypodermique. Je citerai tout le passage suivant de M. Dolbeau, qui a fait les premiers essais d'injection de strychnine dans cette affection.

Quelques médecins pensent que la chute du rectum, si fréquente chez les jeunes enfants, est une affection qui doit être abandonnée à la nature. Cette manière de voir a pour raison l'extrême rareté de cet accident chez les adultes, d'où il est permis de conclure que la guérison spontanée ne serait pas une chose exceptionnelle. Si l'intervention de l'art devient indispensable dans bon nombre de cas, le plus souvent les accidents sont légers; on comprend en outre que la nature même du traitement ait fait préférer l'expectation à certaines méthodes de cure radicale. Mais en présence d'un moyen aussi simple que l'injection sous la peau de quelques gouttes de sulfate de strychnine, il y a lieu de penser que désormais on n'abandonnera plus à elle-même la chute du rectum, quelle que soit d'ailleurs la simplicité de cette affection. Tel est l'ensemble des motifs qui nous engagent à faire connaître deux faits de cure radicale par injection de strychnine. Le premier de ces faits a été observé à l'hôpital des Enfants Malades, et la guérison a pu être constatée par plusieurs des médecins de l'établissement.

Observation Ire. — *Chute du rectum traitée avec succès par l'injection sous-cutanée de sulfate de strychnine.* — Au n° 1 de la salle Sainte-Pauline, se trouve une petite fille, âgée de 3 ans et demi; l'enfant paraît d'une bonne constitution, son infirmité remonte à deux ans, mais rien n'a été tenté pour obtenir la guérison; cependant la muqueuse rectale fait à chaque garde-robe une saillie de 3 centimètres; la plus simple pression suffit à réduire la chute. On ne trouve dans les antécédents aucune circonstance qui permette de rattacher l'affection à une cause quelconque. Les parents rapportent que l'enfant a été atteinte de coqueluche, mais bien longtemps après l'apparition de la chute du fondement. Aucun trouble dans les voies urinaires; pas de diarrhée persistante.

Le 5 juillet, M. Dolbeau injecta, avec la seringue de Pravaz, 10 gouttes de la solution de sulfate de strychnine ainsi formulée: eau, 30 gr., sulfate de strychnine, 0,30 cent.

La canule est enfoncée à la distance de 1 centimètre en dehors de l'orifice anal, du côté droit, à une profondeur d'un demi-centimètre environ. Cette petite opération ne provoque pas de douleur notable. L'enfant fait un cri au moment de la piqûre, mais aussitôt elle retrouve sa gaieté en voyant qu'on la laisse tranquille.

La journée se passe bien; rien n'est changé dans le régime et les habitudes de l'enfant. Dans la soirée, l'enfant a été deux fois à la selle et le prolapsus ne s'est pas produit.

Le 6, au moment de la visite, une nouvelle garde-robe provoque la sortie du rectum.

Le 7, nouvelle injection de 10 gouttes; pas d'accident. Depuis cette deuxième opération, le prolapsus ne s'est plus reproduit. L'enfant a été gardée jusqu'au 30 juillet, et on a pu s'assurer, pendant ces trois semaines, que la guérison était parfaite.

Obs. II. — Vers la même époque, on amena dans le même hôpital un enfant qui portait une chute du rectum depuis plusieurs années. Je fis successivement et à quelques jours d'intervalle quatre injections dont le résultat fut négatif. L'inspection de la seringue démontra que chaque fois le liquide, au lieu de passer dans les tissus, montait au-dessus du piston, qui s'appliquait fort mal au corps de pompe. C'est là un des graves reproches à adresser aux seringues de Pravaz; elles fonctionnent rarement bien. Cet insuccès présente cependant de l'intérêt; l'observation fait voir que la simple piqûre, pratiquée dans le voisinage du sphincter, est insuffisante à guérir la chute du rectum.

Une circonstance singulière se rattache encore au fait précédent. Quelques jours après la dernière piqûre, la portion prolapsée fut prise de gangrène, et l'enfant fut ainsi guéri de son infirmité par les seules ressources de la nature.

Obs. III. — Le 11 septembre 1860, un de nos confrères me pria de donner des soins à un garçon de cinq ans. Cet enfant portait une chute du rectum, qui formait une saillie de 3 centimètres et demi. On avait essayé les bains de siége froids, les lavements froids et astringents, enfin l'électricité. Il fut décidé qu'on tenterait les injections de sulfate de strychnine.

Le 12 au matin, je fis une ponction tout près de l'anus, et j'enfonçai la petite canule à un demi-centimètre de profondeur. 11 gouttes furent injectées. L'enfant n'avait rien dit et parut fort surpris d'en être quitte à si bon comptc. Aucun accident ne fut observé, et depuis, la chute du rectum ne s'est pas reproduite. Dans les premiers jours de novembre, j'ai appris que la guérison persistait.

En présence d'une opération aussi simple, aussi efficace, il nous semble impossible que ce mode de traitement ne prenne pas la première place dans la thérapeutique des chutes du rectum.

A la suite de l'observation qu'on vient de lire, ces tentatives ont été répétées par plusieurs médecins et notamment par M. Foucher, qui a publié une observation suivie également du plus grand succès.

IV. — Affections de l'appareil génito-urinaire.

Traitement de l'incontinence d'urine. — L'incontinence d'urine a été traitée avec succès par M. Bois au moyen des injections de strychnine.

Chez un enfant de 6 ans, atteint d'incontinence nocturne et diurne, assez débile, il injecta au niveau du périnée 0,001 mill. de sulfate de strychnine et augmenta chaque jour la dose de 1 milligramme. A 0,004, l'incontinence disparut pour ne plus revenir. Pour empêcher les récidives et obtenir une guérison définitive on dut de temps en temps recourir à l'injection pendant quatre mois.

Ayant débuté chez un autre enfant par une injection de 0,004 milligrammes, M. Bois vit se déclarer des accidents assez inquiétants.

Les *coliques néphrétiques* et les douleurs occasionnées par la *cystite* ont été traitées avec succès par Eulenburg au moyen d'injection de chlorhydrate de morphine.

J'en dirai autant des douleurs occasionnées par le *cancer de l'utérus* (1) et du *sein* (2), par l'*épididymite* et pour celles qu'éprou-

(1) Scholtz. (*Wien. med. Wochenb.* 1860.)
(2) Semeleder. (*Wiener medic. Halle.* 1860, p. 34.)

vent à l'époque de leurs règles certaines femmes atteintes de *dys-ménorrhée*.

V. — *Affections de l'appareil locomoteur.*

Dans le *rhumatisme articulaire aigu*, tout en employant les moyens ordinaires de traitement, M. Bois ayant essayé les injections de morphine répétées deux fois par jour, au niveau des articulations douloureures, obtint un soulagement extrême, bien que la marche de la maladie n'ait pas été modifiée sensiblement.

Le *rhumatisme musculaire* et les *crampes* sont également guéris avec beaucoup de succès par la méthode hypodermique.

VI. — *Affections diverses.*

Maladies des yeux. — Graefe a publié un long article sur les cas dans lesquels il a employé les injections sous-cutanées contre diverses maladies des yeux. Je renvoie à ce travail qui a été publié dans les *Archiv für Ophthalmologie*, t. IX, 2. p. 62, 1863.

Dans un cas d'*amaurose* de l'œil gauche consécutive à une fièvre typhoïde, M. Frémineau (1) pratiqua en dix jours cinq injections d'une solution au 100ᵉ de sulfate de strychnine. 4, 12, 20, 30 gouttes furent injectées successivement. D'après la relation de l'observation, 20 gouttes représenteraient 1 gramme de liquide, ce qui ferait pour chaque injection 2, 6, 10, 15 milligrammes. J'avoue qu'en présence de pareils chiffres je suis tenté de croire qu'il y a eu erreur dans l'évaluation des gouttes, 1 centigramme et demi de strychnine étant une dose qu'aucune considération ne me forcerait à administrer à un malade par la voie des injections sous-cutanées.

Quoi qu'il en soit, dès la seconde injection, le malade commença à voir, et à la cinquième il était guéri.

Empoisonnement par l'atropine et la strychnine. Je ne reviendrai pas sur ces cas sur lesquels je me suis étendu assez longuement aux articles *Atropine* et *Strychnine*,

La *pourriture d'hôpital* a été combattue par Goldsmith avec succès par des injections de brome (2).

(1) Frémineau. (*Gaz. des hôpitaux*, 1863, n. 49.)
(2) Voir Brome, p. 87.

Traitement des fièvres intermittentes.—Le D⁽ William Schachaud, de Smyrne, a traité des fièvres intermittentes par des injections de sulfate de quinine, et il en a obtenu les meilleurs résultats. Voici d'après lui les avantages que ce mode de traitement offrirait sur l'administration du sulfate de quinine à l'intérieur. Ces avantages seraient :

1° De n'exiger qu'une très-petite quantité de quinine (0,10 ou 0,15 cent.).

2° De pouvoir combattre simultanément les complications quand il en existe ;

3° D'ouvrir une voie sûre et efficace à la quinine dans l'économie, dans les cas où l'état des voies digestives en rendrait l'ingestion impossible ou très-difficile.

Tous ces avantages nous paraissent rationnels, et nous engageons les médecins à tenter dans ces cas la méthode hypodermique.

Ces essais ont été répétés en Allemagne avec le plus grand succès (1).

Prolongation de l'anesthési e chloroformique par l'injection sous-cutanée des substances narcotiques. — Le professeur Nussbaum, de Munich (2), a obtenu chez un malade soumis à l'opération d'un carcinome de la région sus-claviculaire, opération longue et délicate, la prolongation pendant douze heures de l'anesthésie chloroformique. Il injecta pendant la première période du sommeil obtenu par le chloroforme une solution de 0,05 cent. (1 gr.) d'acétate de morphine. L'opéré ne se réveilla point et dormit en respirant tranquillement pendant douze heures. Pendant tout ce temps il supporta sans la moindre marque de sensibilité les piqûres d'épingle, les incisions, et le cautère actuel.

Ce résultat surprenant engagea M. Nussbaum à répéter ces essais sur trois opérés, et il obtint le même succès. Dans un cas de résection du maxillaire supérieur, le malade dormit huit heures.

(1) Rosenthal. *Wiener med. Wochenscrift* 1864, n°. 33.
Erlenmeyer, *loc. cit.* — Saeman, *loc. cit.*
Zülzer. *Wiener med.* Halle, 1864, n°. 33.
(2) Nussbaum, *Aerztl. Intelligenzbl.*, 10 octobre 1863.

La Société de médecine de Versailles a répété sur des animaux les faits précédents et elle a reconnu que les injections narcotiques ont une influence évidente sur la prolongation de l'anesthésie chloroformique.

Toutefois les injections de narcéine dans ce cas me semblent préférables aux injections de morphine d'après les quelques faits de ce genre que j'ai vu expérimenter par M. Claude Bernard au laboratoire du Collége de France.

Cette découverte est destinée sans aucun doute à prendre place en chirurgie, principalement pour les opérations longues et délicates, et pour obtenir dans la pratique obstétricale une anesthésie de longue durée.

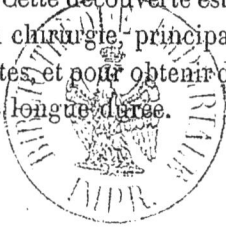

INDEX BIBLIOGRAPHIQUE

BARDELEBEN. Lehrb. der Chir. II, pages 266, 305 ; 1864.

BEER. Die forensische Bedeutung der subcutanen Inject. Med. C. Z. No 21 ; 1864.

BÉHIER. Bulletin de thérapeutique, 1859.

— Gazette hebdomadaire, 1859, p. 444.

— Union médicale, 1859, 14 juillet.

— Bulletin de thérapeutique, 1864.

BELL. B. Edimb. med. and surgic. Journ. 1858, juillet.

— Rapp. ann. de l'Edin. med. surg. Societ. 1857.

BENOIT. Bulletin de thérapeutique, 1860, p. 226. (Atrop. contre le Tet.)

BENNET. Lancet, 12 mars 1864. (Dysménorrhée.)

BERGSON. Annali universali, 1860, 171, 173.

BILLROTH. Langenbeck's Archiv. II, p. 341, 1862.

BOIS. Injections sous-cutanées (Extrait du bulletin de l'Acad. de méd. du Cantal), 1864.

BOISSARIE. Gaz. des hôpit. no 54, 1864. (Contractures hystériques du pied.)

BOURGUET. Gazette des hôpitaux, 61 ; 1863.

BROCA. Union médicale, 1862, p. 64, 492. (Curare contre le tétanos.)

BROWN-SÉQUARD. Vergl. Wintrich. med. Neuigkeiten f. pract. Aerzte, 62, no 47.

CODRESCU. Thèses de la Faculté de Paris, 1865. (Toux et vomissements des phthisiques.)

CORNAZ. Lancet. 1860, I, p. 533. (Curare contre le tétanos.)

COURTY, de Montpellier. Gazette des hôpitaux, 1859, p. 531, 551.

— Gazette médicale, 1863, p. 686. (Asthme.)

CRAITH M'. Medic. Times and Gaz., 1862, 2 aug, and 4 oct.

CRANE. Medic. Times and Gaz., 1860, 30 mars. (Atropine contre le tétanos.)

DEMME. Militär-chirurgische Studien, I, p. 225, 1863. (Curare contre le tétanos.)

— Ueber das Curare als Heilmittel beim Tetanus. Schweiz. Zeitschr. II, p. 356, 1864.

DENEFFE. Ann. de la Soc. de Méd. de Gand, 1860, mars. (Injections encéplalo-rachidiennes.)

DOLBEAU. Bulletin de thérapeutique, 1860, p. 538.

— Revue de thér. méd. chir., 1860, II.

DUJARDIN-BEAUMETZ. Gaz. des hôpit., 1864, 136 et 138.

DUPUY. Bullet. de thérap., 1860, p. 425. (Atropine contre le tétanos.)

ELLINGER. Virchow's Archiv., 1864, XXX. Bg. 1 und 2.

ERICHSEN. Practisches Handbuch der Chirurg., 1864. Bd. ll, p. 285.

ERLENMEYER. Correspondenz blatt für Psych., 1864. No 15 und 16.

— Riedel, im amtl. Ber. über die 37. Vers. deutscher Naturf. p. 302.

EULENBURG. Die Hypodermatische injcct. der Arzneimittet, 1865.

— Centralblatt. f. d. med. Wissensch. Nr 30.

FOLLIN. Gaz. des hôpit., 1859, 135. (Curare contre le tétanos.)

— Bulletin de thérapeutique, 1859, p. 422.

FOURNIER. Gaz. des hôpit., 1860, p. 111. (Atropine contre le tétanos.)

FRANQUE. Nassauisches Correspondenzblatt. der Aerzte, 1860.

— Intelligenzblatt Bair. ärztl. 1862.

FRÉMINEAU. Gaz. des hôpit., 1863, 49. (Amaurose.)

FRIEDREICH. Virchow's Archiv., 1864, p. 312.

GAUDRY. Injections s.-cutanées. Thèses de la faculté de Paris, 1863.

GHERINI. Gaz. Lomb., 1862, p. 5, 14.

GINTRAC. Union médicale, 1860, p. 8.

GOLDSMITH. Med. Times and Gazet., 1863, p. 678.

GOUDAS. Union médicale, 1862, p. 113. (Fièvres intermittentes.)

GUALLA. B. Gaz. Lomb., 1860, p. 5. (Tic convulsif.)

GUBLER. Mémoire sur l'aconitine, 1865.

HARDIWICK. Med. times and Gazett., 1863.

HÉRARD. Union médicale, 1859.

HERMANN. Med. Halle, 1862, 8. Ueber subcut. inject.

HIRSCHMANN. Reichert Archiv., 1863, 309.

HUMPHRY. Med. times and Gaz., 1864, n° 731.

HUNTER. British med. journal, 1859, 8 janv.

— Med. times and Gazett. 5 and 26 mars.

— Med. times and Gazett. 16 avril.

— Med. times and Gazett. 8 octobre.

— Lancet, 1863, 12 déc. hypoder treatment of disease.

JAROTZKY und ZÜLZER. Med. Halle, 1860, 43.

LANGENBECK. Med. chirurg. Rundschau 1863 (Worara bei tet.)

LEBERT. Manuel de méd. prat., 1862, II, 2.

LEITER. Wiener med. Wochenschrift. 1864, n° 23.

LEOD M'. Medic. Times and Gazet., 1863, mars. (Psychosen.)

LEVICK. Amer. journ. of. med. sc. 1862, p. 40. (Chorea.)

LOCHNER. Bair. artz. intell., 1864, nr 48.

LORENT. Die hypod. inject. Bremen, 1865.

MOORE. Lancet. 1863, II, 5. (Fièvres intermittentes.)

NEUDORFER. Langenbeck's Archiv. VI Heft. 2, p. 526.

— Handbuch der Kriegschirurgie, 1864.

NUSSBAUM. Bair ärtz. intelligenz. 1863, 15 aug. und 10 oct.

OGLE. British. med. journal, 1860.

OLIVER. Brit. med. journ., 1857. Aug.

OPPOLZER. Wien. Wochenblatt, 1860. (Tic convulsif.)

— Medic. Halle, 1860; II, 21.

— Spitalz, 1862; 9, 10. (Neur. interc.)

— Spitalz, 1864; nr 21, 22. (Sciatiques.)

POLLI. Verhandl. der schweizer Ges. der nat. Lugano, 1861. (Woorara.)

REZEK. Allg. Wiener med. Zeitung, 1864; nr 30.

ROSENTHAL. Neuralgicen Allg. Wien. med. Z., 1864; nr 12.

RUPPAUER. Boston med. and surg. journ. 1859.

RYND. Dubl. journ., 1860; XXXII, 63, p. 13.

SAEMANN. Deutsch Klinik, 1864; nr 45.

SAINT-CYR. Journ. de méd. vétér. de Lyon, 1862; p. 236.

SALVA. Gaz. médic. (inject. s.-cut.), 1864; 13.

— Gaz. médic., 1852.

SCANZONI. Würzb. med. Zeitschr. Bg. 4; 1860.

SCHOLZ. Wiener med. Wochenblatt, 1860; 2.

SCHUH. Wiener. Wechenschr, 1860; 48.

SEMELEDER. Wiener medicinal Halle, II, 34.

SPENCER WELLS. Gaz. des hôpit., 1865; n° 21.

SPENDER. British med. journ., 1860; 23 nov.

SÜDECKUM. Inaugural. Abhandlung Iena, 1863. (subcut. inject.)

TILT. Handbuch der Gebärmutter Therapie, p. 52; 1864.

TRAUBE. Verhandl. der Berl. med. Ges. d. cl. 20; 1863.

TROUSSEAU. Éléments de thérapeutique.

VULPIAN. Gaz. hebd., 1859; p. 38.

WALDENBURG. Vhdlg. d. Ges. f. Heilk. (Berl. K. l. Wochenschr. 1864.)

WOOD. Edimb. med. and surg. journ., 1855; p. 265.

ZÜLZER. Vhdlg. der Berl. med. Ges. (Berl. Kl. Wochenschr. 1864; 20.)

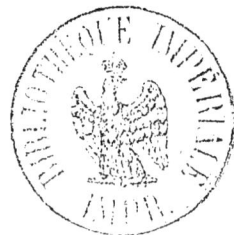

TABLE ALPHABÉTIQUE DES MATIÈRES.

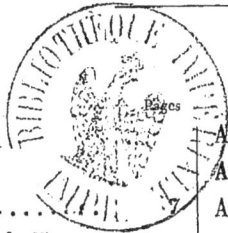

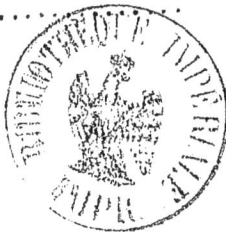

www.ingramcontent.com/pod-product-compliance
Lightning Source LLC
Chambersburg PA
CBHW062016200326
41519CB00017B/4807